Steve Ayan
Einfach entspannt

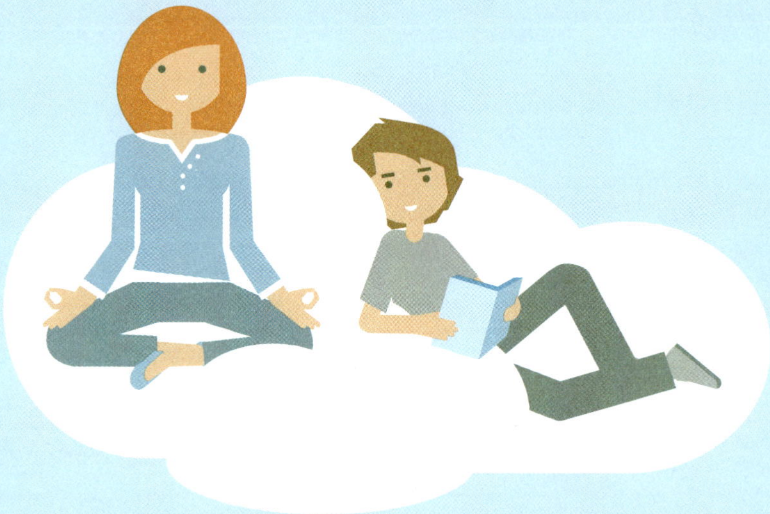

Steve Ayan ✳ Dawn Parisi

Einfach entspannt

12 sichere Wege zu Ruhe und Gelassenheit

sanssouci

Wichtiger Hinweis:
Alle in diesem Buch aufgeführten Ratschläge und Informationen wurden von dem Autor und dem Verlag mit größtmöglicher Sorgfalt erarbeitet und geprüft. Eine Garantie kann jedoch nicht übernommen werden. Dieses Buch ersetzt weder die fachärztliche Diagnose noch die medizinische Therapie. Eine Haftung des Autors beziehungsweise des Verlags und seiner Beauftragten für Personenschäden ist ausgeschlossen.

Unser gesamtes lieferbares Programm und viele andere Informationen finden Sie unter www.sanssouci-verlag.de und www.kompetent-im-trend.de.

1 2 3 4 5 14 13 12 11 10

ISBN: 978-3-8363-0212-8

Einbandgestaltung und -illustration: Dawn Parisi, Hamburg
Satz und Layout: Dawn Parisi, Hamburg
Druck und Bindung: Kösel, Krugzell
Printed in Germany

Inhalt

Inhalt

Inhalt

Vorwort

NIE war Entspannung so wertvoll wie heute. Die Uhr regiert unseren Alltag; Zeit ist knapp, und der Stapel der To-do-, Check- und Must-have-Listen wächst in bedrohliche Höhen. Die meisten von uns treibt ein ungeschriebenes Gesetz: Nur wer ständig aktiv und leistungsbereit ist, dem winken Glück und Erfolg, im Privatleben wie im Job.

Geht das auch anders?

Und ob! Zwar kann Ihnen niemand ein komplett stressfreies Leben verordnen. Aber ein paar Hilfestellungen zum Luftanhalten und Krafttanken finden sich allemal. Man muss nur wissen, wo.
Entspannungstechniken gibt es beinah so viele wie gestresste Menschen. Ob beim Waldlauf mit Hund, headbangend auf dem Sofa, im Schaumbad oder am Pokertisch: Wenn Sie dabei regelmäßig abschalten und Ihre Batterien aufladen können – Glückwunsch! Am besten, Sie hören gleich hier auf zu lesen. In der Regel aber sehnen wir uns danach, einfach besser zu relaxen. Besonders dann, wenn wir mal wieder ins Auge des Stressorkans geraten sind und nicht die geringste Ahnung haben, wo uns der Kopf steht. Für alle, die wissen und spüren wollen, wie sie da wieder herauskommen und typgerecht entspannen können, ist dieser Ratgeber gemacht.

Die goldene Regel

Entspannung darf nicht selbst in Stress ausarten! Mal eben zwischen zwei Terminen tiefenrelaxen, um anschließend wieder Vollgas zu geben, ist nur was für Kampfyogi (bloß haben die selten Termine). Turboentspannung für einen Turboalltag? Die »ultimative Mega-Power-Methode« für jede Gelegenheit? Klappt nicht! Wer Ihnen das erzählt, hat entweder keine Ahnung – oder was zu verkaufen. »Einfach entspannt« zeigt, wie's richtig geht.

Vom Ist zum Soll

Am Anfang steht die Analyse Ihres persönlichen Ist-Zustands: Wie (un)entspannt sind Sie eigentlich? Was fehlt Ihnen zum Glück der Gelassenheit? Und welcher Entspannungstyp sind Sie? Danach beginnt die Expedition durch den Dschungel der Entspannungsverfahren. Ein Steckbrief zu jeder Methode erleichtert Ihnen dabei die Orientierung. Neben Klassikern wie Autogenes Training oder Progressive Muskelrelaxation lernen Sie auch exotischere Methoden kennen, zum Beispiel Floating, Biofeedback oder Achtsamkeitsmeditation. Die Auswahl folgt zwei Kriterien: klar strukturiertes, erlernbares Vorgehen und nachweisliche Wirksamkeit.

Theorie und Praxis

Zu jeder dargestellten Methode erfahren Sie die wichtigsten Hintergrundinformationen: Wie und wann wurde sie entwickelt? Welche Idee steckt dahinter? Wie hat sich das Ganze bewährt? Anschließend geht's ans Eingemachte: Dann heißt es selber ausprobieren! Von einfachen Basisübungen bis zu Tipps und Tricks für Fortgeschrittene – »Einfach entspannt« hilft Ihnen, sich praktisch mit der jeweiligen Methode vertraut zu machen und sie für sich zu entdecken. Alles, was Sie mitbringen müssen, ist ein Minimum an Muße.

Und jetzt einfach mal loslassen: Ooohhhmmm.

Lockermachen

ENTSPANNUNG IM HIER UND JETZT

Ein Leben ohne Stress wäre unerträglich. Auch wenn wir oft darüber stöhnen, sind uns Job, Familie und jede Menge Ziele im Leben lieb und teuer. Auf der ersehnten einsamen Insel würden wir es doch keine Woche aushalten.
Zum Problem werden berufliche und private Belastungen erst, wenn die Erholungsphasen dazwischen so selten sind, dass uns Hektik und Anspannung ständig begleiten. Das versetzt den Körper in dauernde Alarmbereitschaft, und die Gedanken kreisen ausschließlich um eins: Da ist noch so viel zu tun!

Eine Frage der Bewertung

Was wir kaum bedenken: Stress ist eine Frage der subjektiven Bewertung! Auf Deutsch: Ein und dieselbe Situation nimmt den einen schwer mit, während der andere locker darüber hinwegsieht. Gelassenheit kommt von *lassen*, *gut sein lassen* zum Beispiel, sich nicht um alles und jeden sorgen und die nervige Kollegin und den heckenstutzenden Nachbarn so nehmen, wie sie nun mal sind. Wer das schafft, der hat es leichter. Eine wichtige Stellschraube fürs Entspannungs-Tuning heißt also: Perfektionsstreben runter, Kontrolle rauf und nicht immer alles in sich hineinfressen.

Wissenschaftlich abgesichertes Know-how

Aber wie geht das? Der riesigen Nachfrage in Sachen Entspannung steht ein verwirrendes Angebot gegenüber. Relax-Pakete für Gestresste gibt es wie Sand am Meer, eine ganze Industrie lebt davon. Mancher schwört auf die Heilkraft der Edelsteine, ein anderer sucht verborgene Energieadern im Stadtpark. Esoterik und Trend-Workouts in Ehren, in diesem Buch geht es allein um wissenschaftlich abgesichertes Know-how.

Die Relax-Muskeln stärken

Entspannen will gelernt sein! Das ist so ähnlich wie mit den Muskeln: Erst regelmäßige Bewegung schützt sie vor Überlastung, hält sie widerstandsfähig und geschmeidig. Und damit Sie trotz all der Anforderungen – in Job, Familie und überhaupt – nicht im Dreieck springen (und bald auf dem Zahnfleisch gehen), stärken Sie eben Ihre Relax-Muskeln.

Alte Gewohnheiten überdenken

Was zählt, ist die richtige Balance von Anspannung und Entspannung, von Reinhängen und Durchhängen. Endlose Wellnesswochen ohne Ziel machen früher oder später jeden mürbe. Deshalb lautet die wirksamste Entspannungsformel auch keinesfalls Nichtstun! Rumliegen, Hardcore-Zappen, geschweige denn der Griff zur Flasche oder Zigarettenschachtel (mal ganz abgesehen von den körperlichen Folgen) sind der falsche Weg. Vielmehr sollten Sie Ihre Gewohnheiten überdenken und die maßgeschneiderte Methode für Ihren Typ finden.

Von Körper bis Geist

Das Spektrum der hier vorgestellten Methoden reicht von Körper bis Geist. Körperorientierte Verfahren gibt es in zwei Varianten: Die einen helfen, Stress und Erregung abzubauen, etwa indem sie lehren, besser auf die Signale des Körpers zu achten. Dazu zählen zum Beispiel → Biofeedback (S. 34), → Progressive Muskelrelaxation (S. 62) oder auch → Yoga (S. 46). Bei den anderen dürfen Sie sich ordentlich auspowern. Das bringt Muskeln und Kreislauf auf Trab und sorgt für angenehme Ermattung (→ Sport, Sauna, Massage, S. 20). Mentaltechniken wie → Imagination (S. 138), → Hypnose (S. 128) oder → Achtsamkeit (S. 118) setzen stärker beim geistigen Erleben an. Sie lockern festgefahrene Denkmuster, impfen Entspannungsformeln ein oder helfen bei der Konzentration auf das Wesentliche.

Lockermachen

Fließende Grenzen

Eine klare Trennlinie zwischen Körper und Geist lässt sich nicht ziehen; dafür hängen beide zu eng zusammen und beeinflussen sich gegenseitig. So wirken Yoga oder Saunieren auch wohltuend auf die Seele, und mentales Workout stärkt umgekehrt erwiesenermaßen den Körper. Manche der folgenden Techniken wie → Aromatherapie (S. 80) und → Autogenes Training (S. 90) sprechen Denken, Fühlen und Körperempfinden gleichermaßen an. Dazu kommen mit → Akupunktur (S. 70) und → Floating (S. 110) schließlich noch Ansätze aus der Alternativmedizin, die ebenfalls das Abschalten fördern.

Bevor es losgeht, noch ein Tipp: Seien Sie nicht zu verbissen beim Relax-Training. Übermotiviertheit und Selbstkasteiung helfen nicht weiter. Mit dem Entspannen ist es so wie mit dem Hinsetzen: Es klappt erst, wenn man sich vom Ziel abwendet, umdreht und fallen lässt.

Abb. Der Body-Mind-Index
01 körperlicher geht's nicht
12 total mental

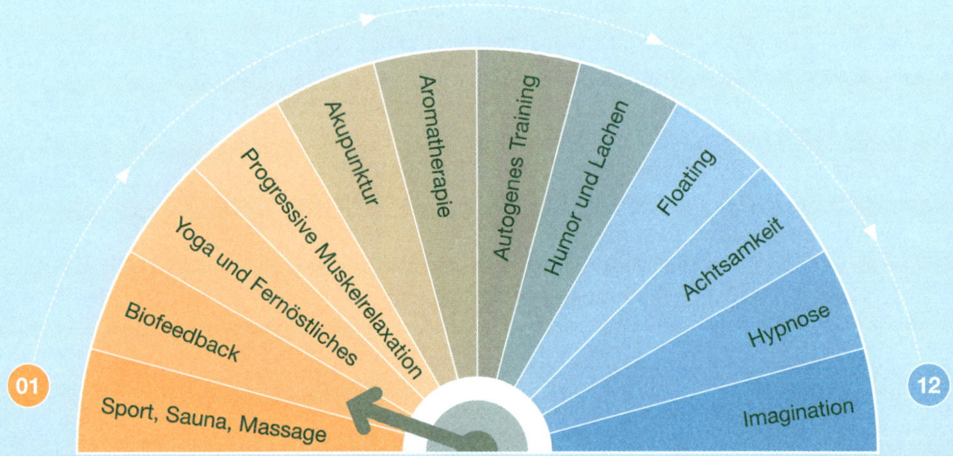

DER EINSTIEGSTEST

Wie unentspannt sind Sie eigentlich?
Die folgenden zehn Szenarien helfen Ihnen einzuschätzen, welcher Entspannungstyp Sie sind. Wie leicht lassen Sie sich stressen – und vor allem wovon? Was bedeutet »relaxt sein« für Sie? Beantworten Sie die folgenden Fragen frei von der Leber weg! Addieren Sie am Ende die erzielte Punktzahl. Mal sehen, ob Sie sich wiedererkennen.

01. Im Büro, abends um halb acht: Sie wollen gerade Feierabend machen und noch beim Supermarkt vorbei – da wedelt Ihr Chef mit einem Auftrag, der angeblich dringend noch erledigt werden muss. Was tun Sie?

a) Ich denke, so lange wird's schon nicht dauern, und mache mich an die Arbeit.
b) Ich überlege mir eine Notlüge (»Sorry, muss schnell zum Bahnhof, meine Mutter abholen!«) und biete an, mich gleich morgen früh dranzusetzen.
c) Ich ärgere mich, dass ich nicht früher Schluss gemacht habe, und überfliege den Auftrag. Dann erkläre ich dem Chef, die Sache habe noch Zeit.

a ☐ b ☐ c ☒

02. Sie kommen fix und fertig nach Hause, und Ihr Partner ist ausgeflogen. Sie …

a) schnappen sich Ihre Lieblingszeitschrift und lassen sich ein Bad ein.
b) laufen zum Feinkostladen um die Ecke, um ihn/sie mit einem Candle-Light-Dinner zu überraschen.
c) sehen im Kalender nach, ob Sie was vergessen haben, und machen es sich mit einem Glas Wein auf dem Sofa gemütlich.

a ☒ b ☐ c ☐

Lockermachen

a ☐ b ☐ c ☐

03. Endlich Urlaub! Sie haben gerade Ihr Ferienhaus im sonnigen Süden bezogen und überlegen…

a) wohin morgen früh der erste Ausflug gehen soll. Es gibt ja so viel in der Gegend zu entdecken.
b) ob Sie auch genügend T-Shirts eingepackt haben und wo zum Teufel die Batterien für die Digicam sind.
c) wie Sie nur auf die Idee kamen, das Handy einzustecken. Das bleibt selbstverständlich aus!

a ☐ b ☐ c ☐

04. Sie stehen an der Supermarktkasse, und die Kassiererin kommt nicht in die Gänge. Sie denken:

a) Klar, dass ich wieder die Trödelliese erwischt habe!
b) Mach hin, Mädchen, ich hab nicht ewig Zeit!
c) Die Ärmste hat wirklich einen undankbaren Job!

a ☐ b ☐ c ☐

05. Eine Kollegin erzählt, dass sie jeden Morgen vor der Arbeit joggen gehe. Wie reagieren Sie?

a) Ich nehme mir vor, selbst mehr Sport zu treiben.
b) So früh schon rennen?! Nichts für mich!
c) Dafür hat die aber einen ziemlich wuchtigen Po.

a ☐ b ☐ c ☐

06. Ihr einjähriges Kind kann noch nicht krabbeln und hat erst einen Zahn. Auf dem Spielplatz prahlen andere Eltern mit den Fähigkeiten ihrer Kleinen. Was erwidern Sie?

a) Aber meins hat schon total viele Haare!
b) Einstein war auch ein Spätzünder.
c) Hauptsache gesund und munter, oder?!

a ☐ b ☐ c ☐

07. Sie sind auf dem Weg zu einem Geschäftsessen. Vor dem Eingang des Restaurants macht Ihnen eine Taube aufs Revers. Was denken Sie?

a) Mist! Das krieg ich doch nie aus dem Stoff raus.
b) Shit happens. Passt eigentlich ganz gut zum Muster.
c) Es geht doch nichts über den Fleckenentferner in meinem Notfall-Survival-Kit!

08. Ihnen steht unmittelbar ein Prüfungsgespräch bevor. Was geht in Ihnen vor?

a) Ogottogottogott … ich habe doch überhaupt keine Ahnung von dem Thema!!!
b) Egal, was kommt – immer weiterreden. Angriff ist die beste Verteidigung!
c) Ruhig, das schaffst du schon. Wäre doch gelacht.

a ☐ b ☐ c ☒

09. Sonntagmorgen im Bett. Sie wachen auf, und Ihnen fällt ein, dass heute die Schwiegereltern zu Besuch kommen. Ihr erster Gedanke ist:

a) Jetzt aber schnell noch den Feudel schwingen!
b) Ganz toll, hoffentlich erzählen sie uns nicht wieder stundenlang von ihrem Italienurlaub 1972!
c) Soll ich sie vom Bahnhof abholen? Ach, die können ruhig mal ein Taxi nehmen.

a ☐ b ☒ c ☐

10. Wenn Sie mal so richtig ausspannen wollen, dann …

a) nur auf einer einsamen Insel. Also quasi nie.
b) machen Sie am Wochenende einfach mal gar nichts.
c) mit Sport, einem heißen Bad und Duftessenzen. Dreifach hält am besten!

a ☐ b ☒ c ☐

Lockermachen

AUSWERTUNG

1a: 3, b: 1, c: 2, **2a**: 3, b: 1, c: 2, **3a**: 2, b: 1, c: 3, **4a**: 1, b: 2, c: 3, **5a**: 1, b: 3, c: 2, **6a**: 1, b: 2, c: 3, **7a**: 2, b: 3, c: 1, **8a**: 1, b: 2, c: 3, **9a**: 1, b: 2, c: 3, **10a**: 2, b: 3, c: 1.

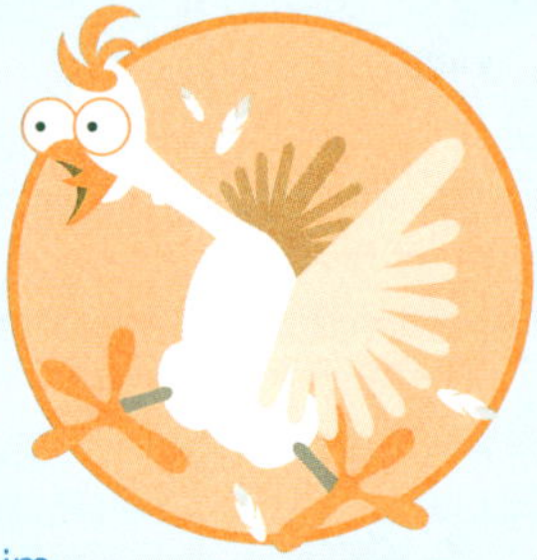

DER HEKTIKER

10–16 Punkte

Sie können es eigentlich gar nicht leiden, wenn die Dinge nicht so laufen, wie sie sollten, und erfüllen möglichst alle in Sie gesetzten Erwartungen. Dafür nehmen Sie auch in Kauf, dass es im Büro mal später wird und anderes, das Sie gerne täten, zu kurz kommt. Entspannung ist für Sie ein Fremdwort. Wenn Sie schon Ihre kostbare Zeit dafür opfern, schlagen Sie am liebsten mehrere Fliegen mit eine Klappe – und legen sich nach dem Joggen schon mal das Salzpeeling für den folgenden Saunagang bereit. Doch keine Sorge, es ist nie zu spät dazuzulernen. Besonders die Methoden am »geistigen Ende« des Spektrums dürften Ihnen zu mehr innerer Ruhe verhelfen – und vielleicht sogar einer Prise Selbsterkenntnis!

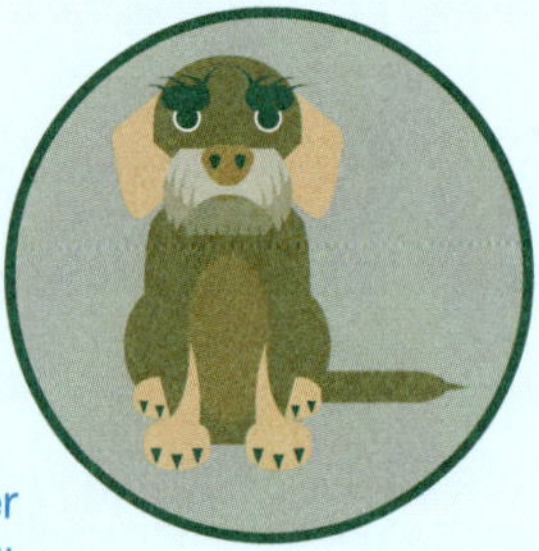

DER NORMALO

17–23 Punkte

Darüber, wann und wie Sie entspannen, machen Sie sich eigentlich kaum Gedanken. Klar, es gibt manchmal stressigere Tage und dann wieder ruhigere. Insgesamt wünschten Sie sich aber schon, Sie könnten gelassener bleiben. Zwar haben Sie von einigen erfolgversprechenden Methoden gehört – nur, wer kommt schon dazu, die alle auszuprobieren? Tja, was für ein Glück, dass Sie zu diesem Buch gegriffen haben: Die hier gesammelten Steckbriefe geben Ihnen rasch die nötige Orientierung. Dabei sollten Sie auf eine ausgewogene Mischung von körperlicher Aktivität und Seelenbalsam achten.

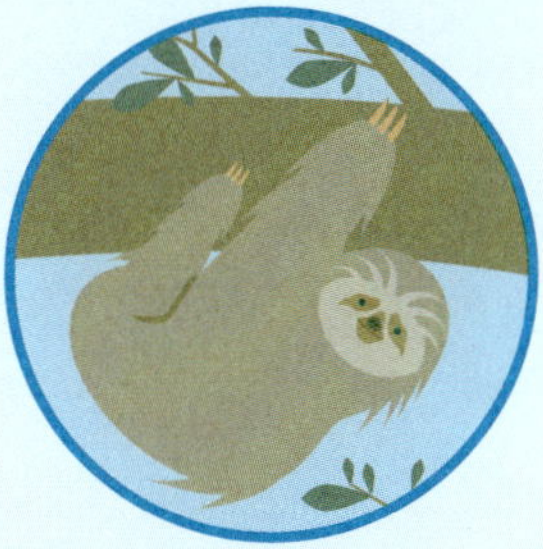

DER DICKFELLIGE

24–30 Punkte

Sie bringt so schnell nichts aus der Ruhe. Sie pflegen feste Entspannungsrituale wie das heiße Bad am Abend oder ein Nachmittagsschläfchen am Wochenende und lassen gerne mal »fünf gerade sein«. Notorische Perfektionisten oder Leute, die ohne Punkt und Komma reden, sind Ihnen ein Graus. Aber man kann sich leider nicht immer aussuchen, mit wem man es zu tun hat. Diese an sich gesunde Grundhaltung hat jedoch einen Haken: Ihr Hang zur Trägheit macht Ihnen manchmal selbst zu schaffen. Das allgemeine Wohlbefinden, ja sogar die Beziehung kann darunter leiden. Ihr Relax-Motto sollte daher lauten: Aktiv entspannen! Auf den folgenden Seiten finden Sie dazu viele Anregungen.

1 c 2
2 a 3
3 a 2
4 b 2
5 a 1
6 c 3
7 c 1
8 c 3
9 b 2
10 b 3

22

Lockermachen

NO-NOS Die 10 schlimmsten Entspannungskiller

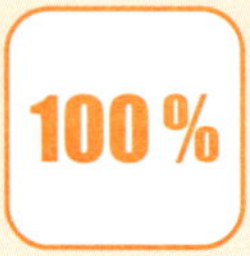

01. Perfektionismus
Sie können nichts aus der Hand geben, bevor Sie nicht 110 %ig zufrieden sind? Dann lernen Sie's, bitte!

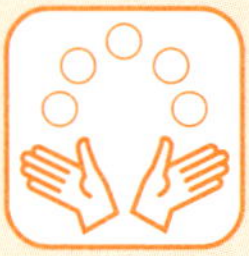

02. Multitasking
Hört sich toll an, ist aber Gift für die Psyche. »Eins nach dem anderen«, heißt das Relax-Motto.

03. Kontrollverlust
Im Alltag unterliegen wir tausend Zwängen und haben Angst, die an uns gestellten Ansprüche nicht zu erfüllen. Statt sich davon aus der Bahn werfen zu lassen, lieber mal in sich gehen: Muss das alles wirklich sein?

04. Übertriebener Ehrgeiz
Alles auf einmal wollen, immer vorne mit dabei sein, sich mit anderen vergleichen. Also bitte, jetzt mal halblang.

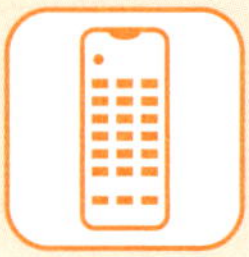

05. Hardcore-zappen
Kennen Sie auch diese sinnlos vor der Glotze verplemperten Abende? Und, entspannen Sie dabei? Sehen Sie!

NO-NOS Die 10 schlimmsten Entspannungskiller

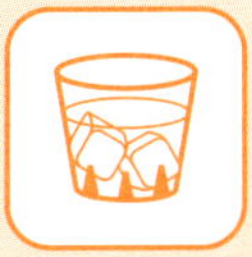

06. Trinken, Rauchen & Co.
Machen erst lall, dann unglücklich – und ein notorisch schlechtes Gewissen. Als Stressfeuerwehr auf Dauer gänzlich ungeeignet.

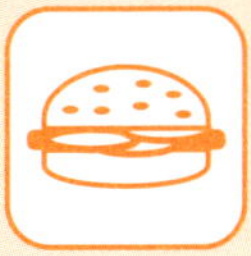

07. Ungesunde Ernährung und Bewegungsmangel
Sind typische Begleiterscheinungen des Großstadtlebens. Mindern auf lange Sicht das körperliche Wohlbefinden.

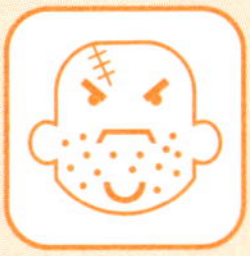

08. Die falschen Freunde (oder gar keine!)
Besonders in Zeiten, in denen es knüppeldick kommt, ist ein stabiles soziales Netz Gold wert.

09. In-sich-Hineinfressen
Ohne ein funktionierendes Ventil zum Dampfablassen stehen Sie ständig unter Druck. Bevor es peng! macht und Ihnen der Kragen platzt – ruhig Blut!

10. Fehlendes Relax-Know-how
Gott sei Dank – wenigstens diesen Punkt können Sie schon mal streichen. Wetten, dass?

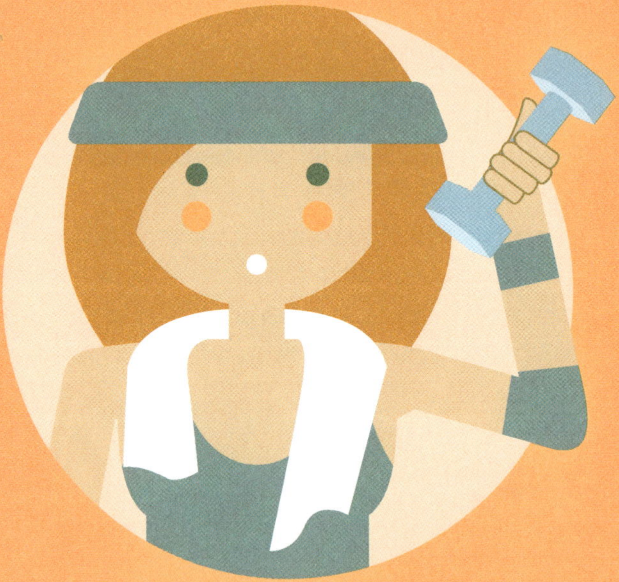

01 Sport, Sauna, Massage

Wohlfühl-Triathlon zum erholsamen Auspowern
➔ *macht fit, ausgeglichen und selbstbewusst*

○ ● ● ● ● (3,2,1)

SPONTANEITÄTSFAKTOR
kaum zu toppen: ob im Park, Studio oder Schwimmbad, allein oder im Team

○ ○ ● ● ●

EQUIPMENT
Trainingsklamotten, Saunatuch, Massageöl – that's it!

○ ○ ○ ● ● (€)

KOSTEN
von »umsonst und draußen« bis zum Highend-Fitness-Tempel alles dabei

○ ○ ● ● ●

IMAGE
Willensstärke und Fitness sind heiß begehrt

01

Sport, Sauna, Massage

GESAGT

Auf der Weltrangliste der dümmsten Sprüche steht dieser ziemlich weit oben: »Sport ist Mord«. Dass das Quatsch ist, weiß im Grunde jeder, trotzdem halten sich erstaunlich viele daran. Doch je fitter und widerstandsfähiger der Organismus ist, desto leichter meistert er die Belastungen des Alltags. Sport wappnet für den Ernstfall, für Kampf oder Flucht – unser stressendes Urzeiterbe. Herzrasen, Schwitzen und Unruhe dienen letztlich nur dazu, den Körper in Alarmbereitschaft zu versetzen.

Kinder, Haus, Karriere

Die Bedrohungen haben sich seit der Steinzeit allerdings etwas geändert: Statt lauernder Säbelzahntiger setzen uns heute Karriere, Hausbau oder die Kinder unter Dampf, und den muss man ab und zu mal ablassen. Denn es macht auf Dauer krank, Ärger in sich hineinzufressen und das Gefühl von Zeitnot zu verdrängen. Beim Sport kann man sich bestens auspowern und abreagieren.

Bewegung nach Maß

Leider verstehen viele unter Sport ausschließlich Konkurrenzkampf, Rekorde und Meistertitel. Vergessen Sie das! Der Sport, von dem wir reden, hat damit nichts zu tun. Wenn man es richtig anstellt, kostet er nicht einmal Überwindung – na sagen wir, fast keine. Dafür muss Bewegung allerdings zu einem festen Bestandteil des Tagesablaufs werden. »Mein Terminkalender ist jetzt schon voll! Soll ich etwa auch noch dreimal die Woche joggen gehen?« Ein bisschen Zeit müssen Sie schon erübrigen. Ein bis drei Stunden Bewegung in der Woche sind ideal. Gar nicht mal so viel im Vergleich zu der Zeit, die man vor dem Fernseher oder im Auto verbringt. Nicht neu, aber immer noch wirksam: öfter mal zu Fuß gehen oder mit dem Rad fahren.

Spaß vor Ehrgeiz

Die Zeit, die diese Entschleunigung des Alltags kostet, ist gut investiert. Als Rendite winken ein starkes Herz, kräftige Muskeln, mehr Ausdauer und Belastbarkeit und nebenbei vielleicht noch ein paar Pfund weniger! Wer abspecken will, kommt an Sport ohnehin nicht vorbei. Allerdings sollten Sie nicht binnen zwei Wochen einen Marathon laufen oder Modelmaße haben wollen. Dafür müssten Sie mindestens drei bis sechs Monate einkalkulieren. Aber das ist ein anderes Thema. Hier geht es darum, den Spaß an der körperlichen Aktivität zu entdecken.

Feste Termine einplanen

Das größte Hindernis auf dem Weg dorthin bezeichnen Psychologen als Intentions-Verhaltens-Lücke. Gemeint ist die Kluft zwischen der guten Absicht und dem eigenen Handeln. Ja, ich sollte und will auch eigentlich …, tu's aber trotzdem nicht. Das überwindet man am besten durch feste Termine. Zwei- oder dreimal pro Woche eine halbe Stunde reicht völlig. Sie sollten Zeitpunkt, Dauer und Intensität des Trainings aufschreiben. (Beispiel: Jeden Dienstag und Donnerstag nach Feierabend eine Runde auf der Hausstrecke walken.) Am besten, Sie wappnen sich auch für Eventualitäten: Bei Regen gehe ich alternativ ins Hallenbad. Habe ich während der Woche mal keine Zeit oder Lust, verschiebe ich es aufs Wochenende und hole die Sonntagsbrötchen im Laufdress vom Bäcker.

Gemeinsam laufen oder ins Studio

Wer glaubt, dass ihm das keine Beine macht, probiere Trick 17 mit Selbstansage: Suchen Sie sich einen gleichgesinnten Trainingspartner oder eine Lauftruppe, die im Stadtblatt inseriert. Auch die Anmeldung zum Fitnessstudio kann funktionieren. Die monatliche Abbuchung des Mitgliedsbeitrags mahnt: Da war doch was?!

01 Sport, Sauna, Massage

Auf zum Wohlfühl-Triathlon

Als ideale Ergänzung zum Sportprogramm eignen sich zwei weitere Entspannungsdisziplinen: Sauna und Massage. Warme Dampfschwaden und anschließendes Durchkneten sind Balsam für müde Muskeln. Saunieren ist dabei körperlich gesehen fast wie Sport, nur ohne Bewegung. Es öffnet die Poren und Schweißdrüsen, die schnelle Abkühlung danach lässt Herz und Kreislauf jauchzen. Dafür winken eine gestärkte Immunabwehr, frischer Teint und ein rundum gutes Gefühl! Und wer hat's erfunden? Nicht die Schweizer und auch nicht die Finnen. In aufgeheizte Wigwams voll Wasserdampf, angereichert mit allerlei wundertätigen Kräutern, haben sich zuerst die Indianer zurückgezogen. Archäologische Zeugnisse lassen vermuten, dass sogar schon der Steinzeitmensch Schwitzkuren pflegte.

Lausen und lausen lassen

Massage wiederum betrieben Menschen in fast allen Kulturen und zu allen Zeiten zur wohltuenden Sozialpflege, vielleicht ein Erbe des bei Affen beliebten Lausens. Mehr oder weniger ritualisierte Formen des Durchknetens fanden sich bereits bei den alten Ägyptern. Der sanfte Druck und Körperkontakt lockern die Muskeln, fördern die Durchblutung des Gewebes und beleben. Auch hier kommen duftende Öle und Essenzen zum Einsatz (→ Aromatherapie, S. 80).

Do-it-yourself-Massage

Zur Massage braucht man nicht einmal einen Partner! An Beine, Bauch und Nacken kann man auch selbst Hand anlegen. Fürs Do-it-yourself ebenfalls geeignet: Die Reflexzonenmassage. Sie beschränkt sich auf sensible Zonen der Füße, deren Anregung in verschiedene Körperregionen ausstrahlt. Verwandt ist diese Technik mit dem japanischen Shiatsu: Hier wird durch gezielten Fingerdruck das freie Fließen der Lebensenergie Qi angeregt (→ Akupunktur, S. 70).

Abb. Wohlfühl-Triathlon

a Auf die Plätze …
b fertig …
c los!

01 Sport
02 Sauna
03 Massage

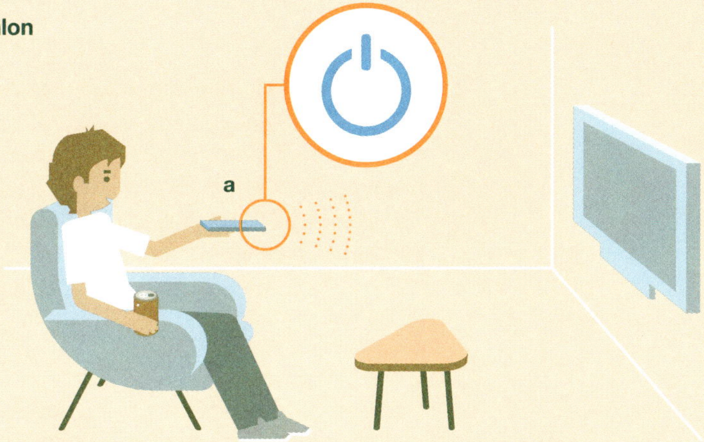

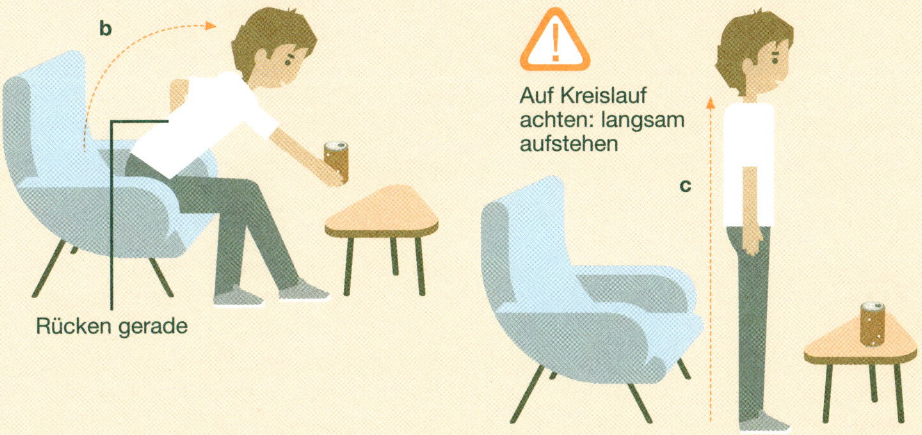

01 Sport, Sauna, Massage

✔ GETAN

Wer sich sportlich betätigen will, hat die Qual der Wahl: Kicken oder Kegeln, Laufen oder Walken, Schwimmen oder Rodeln? Die oberste Regel lautet: Jeder Sport ist besser als gar keiner. Hauptsache, Sie finden eine Ihrem Typ gemäße Bewegungsart und haben Spaß daran. Es gibt genügend Sportarten, für die man nichts weiter als T-Shirt, Hose und ein passendes Paar Schuhe braucht.

Selbstvergessen im Flow

Grundsätzlich sind Ausdauersportarten wie Walken, Laufen, Schwimmen oder Radfahren am besten zum Stressabbau geeignet. Ihre gleichförmigen, ruhigen Bewegungsabläufe machen den Kopf frei und helfen, in den Flow zu kommen. In diesem wohligen Zustand sind wir selbstvergessen in eine Sache vertieft. Regelmäßiges Ausdauertraining lässt sogar neue Hirnzellen sprießen!

Immer schön locker bleiben

Ball- und Mannschaftssport wie Fußball, Basketball oder Tennis versprechen auf den ersten Blick vielleicht mehr Action. Doch sie haben vor allem zwei Nachteile: Erstens kommt mancher Sportsfreund auf die schlechte Idee, es sich oder den anderen beweisen zu wollen. Besonders Männer neigen zu unentspanntem Kräftemessen. Und zweitens ist das Verletzungsrisiko viel höher. Hüten Sie sich vor Leuten, die auf den Ball losgehen wie ein Stier aufs rote Tuch. Und wer dem Chef die Pille durch die Beine spitzelt, tut sich auch nicht unbedingt einen Gefallen. Also, immer schön locker bleiben! Übrigens: Wer noch nie sportlich aktiv war, sollte zunächst mit seinem Hausarzt sprechen. Ein Gesundheitscheck ist ratsam, um eventuelle Risiken auszuschließen.

ACHTUNG

Horchen Sie beim Training in sich hinein! Zwickt es im Knie oder zieht es im Oberschenkel, dann bitte sofort aufhören.

Nicht am falschen Ende sparen

Radfahren und Schwimmen sind gelenkschonender als Joggen. Ganz wichtig für Läufer: das richtige Schuhwerk. Ein Laufbandtest beim Händler offenbart mögliche Fußfehlstellungen, an die die Treter angepasst sein sollten. Je nach Körpergewicht, Trainingsumfang und bevorzugtem Untergrund finden sich bestimmt drei, vier verschiedene Modelle, die sie anprobieren können. Lassen Sie sich ausführlich beraten, und sparen Sie nicht am falschen Ende. Billiglaufschuhe bieten in aller Regel nicht genügend Stabilität und Führung für den Fuß.

Ausdauer ist Trumpf

Auch fürs Fitnessstudio gilt: Ausdauer geht vor Muskelaufbau! Laufband, Spinning, Stepper oder Crosstrainer sind erste Wahl. In den meisten Studios hängen Fernseher. Stecken Sie einen Kopfhörer ein und gucken Sie Ihre Lieblingssoap, während Sie steppen, laufen oder Rad fahren. Sie werden staunen, wie die Zeit verfliegt! Je nach Lust und Laune können Sie die neusten Megatrends testen, von Rope-Skipping (ehemals Seilspringen) bis Dumbell-Power (Langhantel-Wuchten). Aber nicht vergessen: Sie sind zum Wohlfühlen hier, nicht als Trendscout!

180 minus Lebensalter

Angehende Sportskanonen sollten auf die richtige Dosierung achten. Viele Leute stürmen wild drauflos, sind schon nach hundert Metern völlig erledigt und wundern sich, dass es ihnen so wenig Spaß macht. Klarer Fall von zu schnell, zu lange, zu wenig Pausen. Faustregel: Sie sollten sich bei jeder sportlichen Betätigung noch problemlos unterhalten können. (Schwimmen ausgenommen!) Das ist meistens bis zu einer Herzrate von etwa 180 minus Lebensalter der Fall, bei einem Vierzigjährigen also bis maximal 140 Schläge pro Minute.

TIPP

Achten Sie bei der Wahl der Mucki-Bude nicht nur auf die verkehrsgünstige Lage und das Preis-Leistungs-Verhältnis, etwa in Sachen Geräte- und Kursangebot. Auch Ambiente und Klientel sollten Ihnen zusagen. Nicht jeder will zwischen stöhnenden Muskelprotzen schwitzen.

Sport, Sauna, Massage

Gehpausen erlaubt!

Gerade am Anfang heißt es runter vom Gas! Fünfmal zwei Minuten am Stück locker traben, dazwischen Gehpausen einlegen, auch das bringt etwas. Und das Tempo spielt überhaupt keine Rolle. Wenn Sie der ältere Herr mit den Walking-Stöcken überholt: Grüßen Sie freundlich und lassen Sie ihn ziehen. Man trifft sich immer zweimal.

Belastung vorsichtig steigern

Sobald Sie sich unterfordert fühlen, können Sie die Belastung erhöhen, doch nie um mehr als 20 Prozent auf einmal. Das heißt, beim nächsten Mal maximal sechsmal zwei Minuten traben! Auch sollten Sie sich nicht immer mehr aufbürden, sondern spätestens alle drei Wochen auch wieder einen Gang zurückschalten.

Aufwärmen mindert das Verletzungsrisiko

Jedes Training beginnt mit einem fünf- bis zehnminütigen Aufwärmprogramm. Zum Beispiel: Eine Minute auf der Stelle marschieren, dabei die Knie hüfthoch anheben. Dann abwechselnd mit nach oben ausgestreckten Armen lang machen, als wollten Sie Kirschen pflücken, und anschließend locker nach unten durchhängen. Fünfmal wiederholen. Lassen Sie die Hände ganz locker baumeln, Sie müssen nicht die Fußspitzen berühren. Danach langsam wieder aufrichten. Den Kopf nun dreimal links- und dreimal rechtsherum kreisen lassen. Das Gleiche mit den Schultern: drei möglichst weite Kreise vor- und drei rückwärts. Schließlich die Arme in die Seite stemmen und die Hüfte hula-hoopmäßig schwingen. Zum Schluss Arme, Beine und Rumpf ausschütteln. Jetzt sind Sie bereit.

Auf die Plätze, fertig, go!
Hier drei beispielhafte Trainingseinheiten mit mittlerem Anspruch. Sie können die Dauer im Mittelteil nach Belieben ausdehnen oder verkürzen, der Ein- und Ausklang ist Pflicht. Bei einem Kaltstart riskieren Sie Zerrungen, außerdem hilft lockeres Austrudeln den Muskeln beim Erholen.

01. Laufen / Walken
5 Minuten langsam warmtrotten oder -gehen (Sie können gar nicht zu langsam sein!), dann 20 Minuten lockeres Jogging im Plaudertempo, dann wieder 5 Minuten ganz langsam.

02. Schwimmen
5 Minuten oder 4 Bahnen einschwimmen, das heißt, gemächlich durchs Wasser gleiten. Hier können Sie verschiedene Schwimmstile ausprobieren: zum Beispiel je eine Bahn Brust-, Kraul-, Rücken- und, wenn Sie's können, Delfinschwimmen. Letzteres ist allerdings so kraftraubend, dass selbst Könner oft nach 50 Metern schlappmachen. Dann 10 Minuten in der Paradetechnik durchschwimmen, 3 Minuten Pause am Beckenrand, und noch einmal 10 Minuten durchschwimmen. Schließlich 4 Bahnen ausplantschen.

03. Radfahren
Auf dem Rad kommt man erst ab einer gewissen Geschwindigkeit in einen Bereich, der Herz und Kreislauf effektiv trainiert. Wenn Sie Ihren Trainingsbereich nicht mit einem Pulsmesser kontrollieren wollen, achten Sie darauf, dass Sie mindestens 20 Minuten durchgehend treten und dabei leicht ins Schwitzen kommen.

SOS

Kleine Nackenschule
Verspannungen im Schulter- und Nackenbereich sind häufige Stressfolgen. Machen Sie sich locker:

01. Kopf hängen lassen
Lassen Sie den Kopf langsam nach vorne kippen. Führen Sie das Kinn nun nach rechts über Brust und Schlüsselbein bis zur Schulter hoch. Dann in die andere Richtung bis zur linken Schulter. Die Bewegung fünfmal wiederholen. Alternativ können Sie den Kopf in Zeitlupe möglichst weit nach links und rechts wenden. Jeweils kurz halten.

02. Hände hoch!
Die linke und rechte Schulter abwechselnd heben und senken. Die Arme gerade nach vorne ausstrecken, so dass sich die Handflächen berühren. 30 Sekunden halten. Nun die Arme ausgestreckt nach hinten führen, die Finger hinterm Rücken verschränken und so weit wie möglich nach oben bringen (aber ohne, dass es schmerzt!). 30 Sekunden halten.

03. Finger hinterrücks verhakeln
Die rechte Hand über den Kopf nach hinten führen und gleichzeitig die linke mit dem Handrücken zwischen die Schulterblätter legen. Wenn möglich, verhaken Sie die Finger auf Nackenhöhe und halten Sie diese Stellung 30 Sekunden lang. Dann wechseln und die linke Hand von oben zur rechten bringen. 30 Sekunden halten, und gut!

Stretch it!

Nach jedem Training sollten Sie sich 5 bis 10 Minuten dehnen, neudeutsch: stretchen. Das macht die Muskeln locker und signalisiert gleichzeitig, dass es mit dem Sport jetzt mal gut ist. Hier drei bewährte Dehnübungen:

01. Für die Seiten

Gerade hinstellen, Füße circa schulterbreit auseinander, Arme zur Seite strecken. Nun den Rumpf nach rechts kippen, bis die rechte Hand außen am rechten Bein aufsetzt. 10 Sekunden (oder Atemzüge) lang so bleiben. Dann das Ganze zur linken Seite. Fünfmal wiederholen.

02. Für die Waden

Suchen Sie sich einen Baum oder Laternenpfahl, lehnen Sie sich dagegen und stellen Sie ein Bein nach hinten aus. Drücken Sie mit den Händen fest gegen den Widerstand, so dass die Rückseite des Beins gedehnt wird. 30 Sekunden halten, dann Beinstellung wechseln und Übung wiederholen.

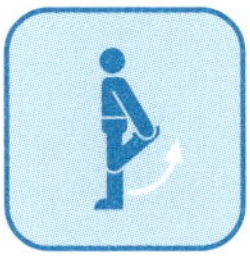

03. Für die Oberschenkel

Auf einem Bein balancieren, während Sie das andere anwinkeln, so dass sie den Fuß mit beiden Händen hinter dem Po umfassen können. 30 Sekunden halten, dann mit dem anderen Bein wiederholen.

04. Ausschütteln, fertig!

Sport, Sauna, Massage

Kein fliegender Wechsel in die Schwitzkiste

Genug getan, jetzt ab in die Sauna! In den meisten öffentlichen Bädern (ideal nach dem Schwimmen), Fitnessstudios und vielen Hotels können Sie den Saunabereich benutzen. Die Eintrittsgelder liegen meist zwischen 8 und 30 Euro. Springen Sie aber auf keinen Fall direkt aus der Umkleide in die 90-Grad-heiße Schwitzkiste. Eine lauwarme Dusche und anschließend 10 Minuten Ruheliegen helfen, sich auf die Kreislaufbelastung einzustellen. Erst danach geht es mit einem großen Handtuch bewaffnet in die Sauna: 10 bis 15 Minuten schwitzen, dann eine kurze Abkühlung (je nach Geschmack als Gang ins Freie, kalte Dusche oder Sprung ins Eiswasserbecken), gefolgt von noch einmal 10 Minuten Ruhe, möglichst eingemummelt auf der Liege.

ACHTUNG

Es kann unangenehm heiß auf der Haut brennen, wenn der Saunameister handtuchwedelnd den Dampf in der Kabine verteilt. Rausgehen kommt bei den Mitschwitzern aber gerade dann nicht so gut an. Suchen Sie im Zweifel lieber vorsorglich das Weite oder setzen sich auf eine der unteren Bänke, wo es weniger heiß wird.

Ruhepausen auskosten

Kaum haben Sie sich hingelegt, werden Sie merken, wie Ihr Herz hämmert. So ein Heiß-kalt-Wechsel hat es in sich! Sie sollten sich die Zeit nehmen, wieder ganz zur Ruhe zu kommen. Erst wenn Ihnen so richtig behaglich ist, darf das Spiel mit dem zweiten Saunagang von neuem beginnen. Haben Sie danach immer noch nicht genug und sind kreislaufmäßig topfit, gönnen Sie sich einen dritten. Danach ist endgültig Schluss. Für die Aufgüsse sind vor allem Duftnoten von Nadelgewächsen wie Tanne, Fichte oder Kiefer beliebt. Experimentierfreunde probieren Heublume oder Orange-Zimt.

Massieren mit Gefühl

Zur Entspannungsmassage braucht es zwei kräftige Hände und ein Gleitmittel, etwa ein gut in die Haut einziehendes Massageöl. Das gibt es mit vielen Duftnoten, am entspannendsten: Lavendel-, Orangen- oder Kamillenöl (→ Aromatherapie, S. 80). Schnelle, kreisende Bewegungen beleben und lockern, langsames Streichen in eine Richtung besänftigt. Was die Technik angeht, kann man nicht viel verkehrt machen, solange man nicht wie ein Holzfäller zu Werk geht. Vom sanften, großräumigen Über-die-Haut-Streichen mit den Handflächen bis zur Fingerdruckmassage gemäß Shiatsu-Lehre ist alles erlaubt. Probieren Sie aus, was Ihnen zusagt, entscheidend ist der direkte Körperkontakt.

TIPP
Im Zweifel lieber weniger Druck auf die Haut ausüben. Das erspart Ihrem Opfer die Bekanntschaft mit verspannten Muskeln, von deren Existenz es noch nichts ahnte. Und dem Massierenden werden nicht so schnell die Finger und Handgelenke müde.

GEEIGNET FÜR

... Bewegungsfreunde und solche, die es werden wollen.

Bei Zappeligkeit und nervöser Unruhe, Bluthochdruck und Ängstlichkeit ist Ausdauertraining angeraten. Ein Vorteil gegenüber anderen Methoden: Man muss nicht viel dabei denken, rein in die Sportklamotten und los! Natürlich kann man aus allem eine Wissenschaft machen und sich den Kopf zerbrechen über die optimale Ausrüstung, über Pulsraten und Trainingspläne. Lassen Sie's! Rückt die eigene Leistung zu sehr in den Fokus, droht bloß ein neuer Stressfaktor.

Info *extra*

- Die etwas andere Fitness-Fibel ➜ Rudolf Nagiller: *No Sports! Aus Liebe zur Bewegung* (Orac, 2008)
- Alles, was Sie übers Saunieren wissen müssen ➜ Robert Kropf: *Das große Sauna-Buch – Wellness-Oase zur Entspannung* (Kneipp, 2009)
- Einführung in die wichtigsten Techniken ➜ Vivienne Simberg: *Massage – Die richtigen Handgriffe für gesunde Entspannung* (Parragon, 2009)
- Deutscher Olympischer Sportbund ➜ www.richtigfit.de

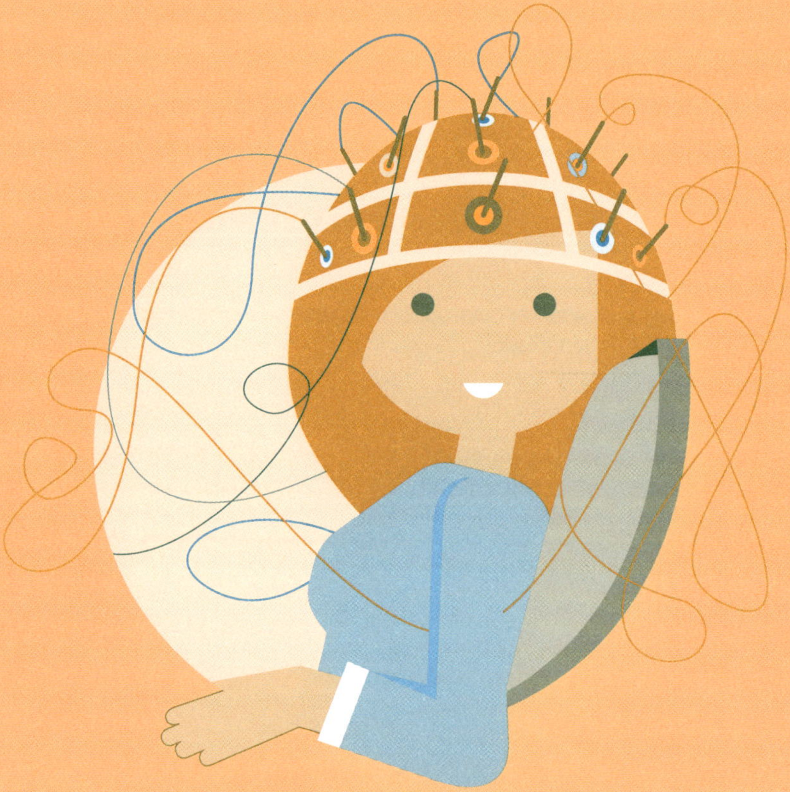

02 Biofeedback

Geräte-Workout für besseres Körperempfinden
➜ *stärkt die Konzentration und das Alles-im-Griff-Gefühl*
➜ *lindert Verspannungen, Kopfschmerz und Unruhe*

○ ○ ○ ○ ● 3,2,1

SPONTANEITÄTSFAKTOR
tja, ohne technische Unterstützung läuft nichts

● ● ● ● ●

EQUIPMENT
erst ausprobieren, dann Gerät für den Hausgebrauch zulegen

○ ● ● ● ● €

KOSTEN
eher hoch, es sei denn die Krankenkasse zahlt

○ ● ● ● ●

IMAGE
hightechmäßig ganz vorne

02

Biofeedback

GESAGT

Wenn die Wohnung im Chaos versinkt, das Kind Durchfall hat und die Waschmaschine ausgerechnet dann den Geist aufgibt, ist es so weit: Ihre Nackenmuskeln verspannen sich, das Herz pocht, der Atem galoppiert, kurz, Sie sind im Stress. Und weil Sie vor lauter Bränden nicht wissen, wo zuerst löschen, fällt Ihnen kaum auf, was in Ihrem Körper los ist. Häufig nehmen solche unbemerkten Reaktionen mit der Zeit immer mehr zu. Schultern und Rücken werden irgendwann bretthart, Sie sind permanent wie aufgedreht, ein falsches Wort, und schwupp gehen Sie an die Decke.

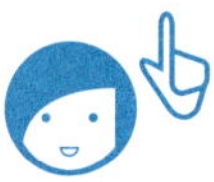

DER EXPERTE RÄT

Wie man Hirnsignale lenkt, ist individuell verschieden. Das muss jeder für sich herausfinden. Wer es einmal kann, verlernt es nicht wieder, so ähnlich wie Radfahren.

Dr. Ute Strehl, Neurofeedback-Expertin der Uni Tübingen

Warum ist das so?

Weil unserem Organismus schlicht die Fantasie fehlt. Der reagiert nämlich jedes Mal, wenn wir in Stress geraten, auf die gleiche, seit der Steinzeit unveränderte Weise: Der Sympathikus schlägt Alarm. So nennen Mediziner den Teil des Nervensystems, der unseren Körper in Alarmbereitschaft versetzt. *Flight or fight*, »Flucht oder Kampf«, lautet seine Devise. Nur leider ist keins von beidem bei der täglichen Schlacht in Büro oder Haushalt angesagt. Wir sagen uns also: »Augen zu und durch«, und der Körper muss selber sehen, wo er mit seiner überschüssigen Energie bleibt.

Vertrauen gut, Kontrolle besser

Leider hat der Sympathikus eine ziemlich unsympathische Eigenschaft: Er macht, was er will. Durch bewusste Willensanstrengung ist er kaum zu bändigen. Oder haben Sie sich schon einmal eine Stressattacke ausreden können? Aber es geht, dazu braucht es nur das richtige Training, zum Beispiel mit Biofeedback. »Vertrauen ist gut, Kontrolle ist besser«, so könnte man die Idee dahinter zusammenfassen. Beim Biofeedback werden unmerkliche Veränderungen von Blutdruck, Pulsrate oder Muskelspannung technisch in Bilder oder Töne übersetzt und an die verkabelte Person zurückgemeldet (*feed back*). Dieser Trick macht es möglich, den Sympathikus-Aufstand, der sich im Verborgenen anbahnt, aus eigener Kraft niederzuschlagen.

Körpersignale sichtbar machen

Alle Biofeedback-Geräte – und davon gibt es mittlerweile eine breite Palette – wandeln körperliche Reaktionen in hör-, spür- oder sichtbare Signale um. Was dabei im Einzelnen gemessen wird, ist ganz unterschiedlich: Neben der Herzfrequenz sind die Spannung bestimmter Muskeln, vor allem im Nacken oder Gesicht, sowie der elektrische Hautwiderstand, die »Schwitzkurve«, besonders beliebt. Auch Blutdruck, Atemfrequenz und Körpertemperatur bieten sich an.

Abb. Gut verkabelt

01 Sensoren ankleben
02 Messwerte beachten
03 Feedback lenken

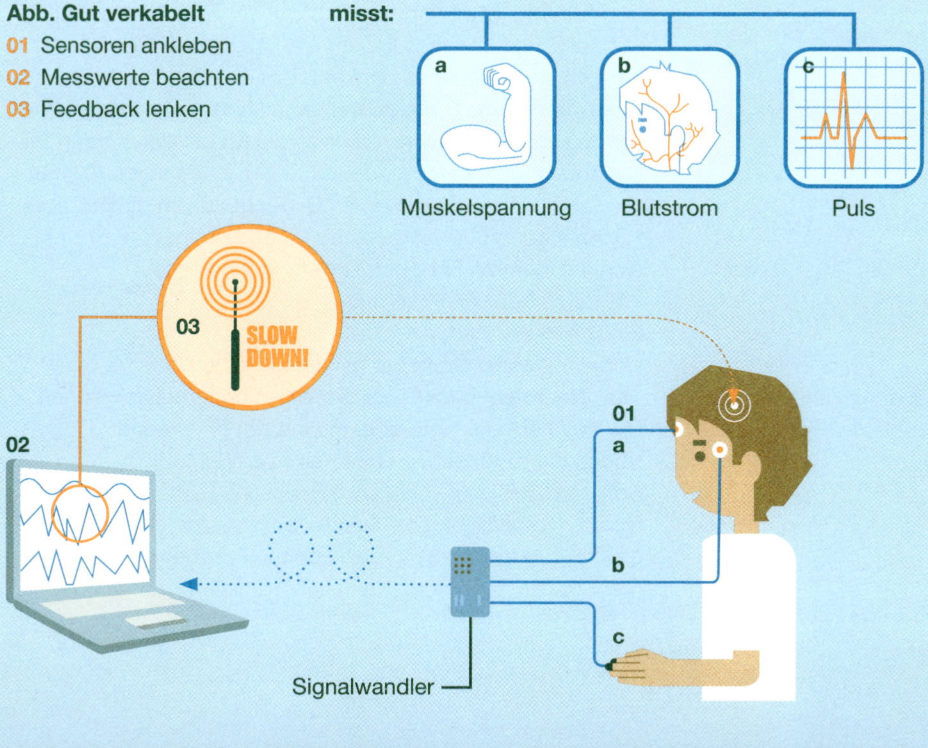

Spezielle Sensoren speisen diesen Input in eine Software, und die erzeugt ein Tuten oder Vibrieren, lässt Lämpchen blinken oder bunte Kurven über einen Bildschirm wandern.

Wenn der Kopf die Regie übernimmt

Biofeedback funktioniert im Prinzip nicht anders als ein Pulsmesser, den sich Jogger umschnallen. Beginnt die Empfangsstation am Handgelenk zu piepen, heißt das: Ruhiger machen! Beim Joggen kein Problem, man trottet einfach langsamer. Spannend wird es, wenn der Kopf die Regie übernimmt: Beim Biofeedback beginnt das »Ruhigermachen« nämlich genau dort. Der Clou besteht im Einüben bestimmter Vorstellungen und Gedanken, die die Stressreaktionen des Körpers bremsen. Je konkreter, desto besser: Denkt man zum Beispiel an einen gemütlichen Sonntagnachmittag auf dem Sofa, beruhigen sich Puls und Atmung. Die Erinnerung an ein wohliges Nickerchen auf der Frühlingswiese lockert die Muskeln. (Allergiker, bitte an etwas anderes denken!) Um das Feedback-Signal umgekehrt in die Höhe zu treiben, hilft etwa ein imaginierter Sprung vom Dreimeterbrett. Was die Macht der inneren Bilder angeht, ist die Methode mit der → Imagination (S. 138) verwandt. Das Besondere am Biofeedback ist die prompte Rückmeldung über körperliche Veränderungen. Man zieht sich am eigenen Schopf aus dem Schlamassel.

Pingpong per Gedankenkraft

Den direktesten Draht zur geistigen Selbstkontrolle bietet das »Neurofeedback«. Bei dieser Variante registrieren auf die Kopfhaut geklebte oder in eine Kappe integrierte Elektroden die elektrischen Gehirnströme (EEG). Sie werden per Software beispielsweise als bewegliche Symbole auf einem Display verbildlicht. Die Gehirnwellen setzen sich je nach geistiger Aktivität aus verschiedenen Frequenzen zusammen: Bei entspanntem Wachsein dominieren langsame

Alpha-Wellen, bei erhöhter Konzentration schnellere Betas, im Tiefschlaf vor allem Delta-Wellen. Neurofeedback-Geräte analysieren die Zusammensetzung der vom Oberstübchen ausgesandten Frequenzen. Optisch aufgepeppt lässt sich dies in das Auf und Ab eines Computer-Cursors übersetzen. Jetzt braucht man den nur noch durch gezielte Konzentration lenken und schon spielt man mit seinem »Schläger« auf dem Bildschirm Pingpong gegen sich selbst. Und zwar allein per Gedankenkraft.

Selbstwirksame Methode

Die Wirkung ist verblüffend: Plötzlich erscheint selbst das Feuerwerk der Neuronen manipulierbar; Sie haben es in der Hand! Diese Erfahrung hat etwas Beglückendes. Und sie überträgt sich rasch aufs allgemeine Befinden: »Selbstwirksamkeit« nennen das Psychologen, wenn wir glauben, alles im Griff zu haben und Probleme aus eigener Kraft lösen zu können – und es dann auch schaffen! Wer diese Ressource im Alltag aktiviert, den stresst so schnell nichts.

Erforscht & Bewiesen

Virtuose Hirnwellen

In einer Studie verordnete der britische Psychologe John Gruzelier 50 Musikhochschülern einen mehrwöchigen Neurofeedback-Kurs. Danach machten die angehenden Orchestervirtuosen im Schnitt 17 % weniger Fehler beim Musizieren. Das Gehirnwellentraining brachte ungefähr so viel wie ein Jahr intensives Üben am Instrument.

Biofeedback

✔ GETAN

Kein Biofeedback-Training ohne Technik! Sie können sich ein Gerät zu inzwischen recht erschwinglichen Preisen anschaffen. Besser, Sie probieren es erst einmal aus. Viele Anti-Stress-Kliniken, aber auch Ärzte oder Psychologen bieten diese Möglichkeit an. Für den Einsatz von Muskelfeedback gibt es tragbare Geräte ähnlich den bekannten Blutdruckmessern. Neurofeedback hingegen ist wegen des größeren technischen Aufwands heute noch kaum für den Hausgebrauch geeignet. Eine Biofeedback-Sitzung kostet um die 80 Euro, fünf bis zehn sind für den Anfang meist zu veranschlagen. Manche Krankenkassen übernehmen je nach Diagnose zumindest teilweise die Kosten.

Welche Technik passt zu mir?

Doch wie findet man die zu einem passende Feedback-Methode? Man kann sich zunächst an den eigenen Beschwerden orientieren: Bei Verspannungen bietet sich das Überwachen des Muskeltonus an, bei Panikanfällen Puls oder Blutdruck, bei allgemeiner Unruhe oder Erschöpfung das Gehirnwellen-Training. Am besten klärt diese Frage ein erfahrener Biofeedback-Experte. Ist die Wahl getroffen, beginnt man mit dem Erstellen eines individuellen Stressprofils. In welchem Rahmen bewegen sich die eigenen Werte? Wie reagieren sie auf Gedanken an Stress- oder Entspannungssituationen? So wird das Gerät auf den Übenden geeicht.

Bildersturm im Kopf

Jetzt kommt der spannende Teil: das jeweilige Feedback mental hoch- und herunterfahren. Dafür gibt es leider kein Patentrezept. Mancher versucht erst einmal, geistig auf Durchzug zu stellen. Günstiger ist es, sich an eine wohlige Situation zu erinnern, an den Urlaubstag am Strand oder die Massage vom Liebsten (nicht zu erotisch, sonst steigt die Anspannung). Anfänger stochern erfahrungsgemäß zunächst eine Weile im Dunkeln, träumen sich hierhin und dorthin und beobachten, wie der Körper reagiert.

Gedankliche Anker auswerfen

Sobald ein markanter Wechsel im rückgemeldeten Signal auftritt, dient der als Anker: Immer, wenn ich mir eine geschäftliche Besprechung vorstelle, geht die Kurve nach oben; beim Gedanken ans Sonntagsschläfchen fällt sie dagegen steil ab. Spielen Sie mit den verschiedenen Szenarien. Das Gerät wird nach und nach zu einem neuen Sinnesorgan, das Ihnen hilft, sich auf sich selbst zu konzentrieren.

Technik, die den Weg weist

Und jetzt trainieren: zum Beispiel das Signal in einem bestimmten Bereich halten oder zwischen zwei Punkten hin und her pendeln lassen, so gut es geht. Die Übungsphase dauert im Schnitt zwei bis acht Wochen, abhängig vom Talent und Trainingseifer. Erwarten Sie keine Wunder, der Körper ist keine Marionette des Geistes, aber doch für seine Ratschläge empfänglich.

Mentaler Dreh

Biofeedback erleichtert diese Einflüsterung ungemein, denn hier folgt auf jeden mentalen Dreh prompt die äußerlich messbare Reaktion. So bleibt es nicht wie bei der Meditation oder dem Autogenen Training dem eigenen Gefühl überlassen, ob man auf dem richtigen Weg ist. Der Effekt: Erstens wirkt das stille Hineinhorchen beruhigend und hilft, den eigenen Organismus besser wahrzunehmen, eine Fähigkeit, die uns im Alltag oft abhandenkommt. Zweitens kann man die verinnerlichten Bilder aufs echte Leben übertragen. Ob Sie dem eigenen Atem lauschen oder sich an einen Palmenstrand träumen, es hilft!

ACHTUNG

Biofeedback ist nicht zu verwechseln mit der so genannten Bio-Resonanz-Tomografie. Klingt wahnsinnig seriös, misst aber reichlich obskure »Schwingungen der Körperorgane«. Eine wissenschaftlich gesicherte Entspannungstechnik ist das nicht!

02 **Biofeedback**

GEEIGNET FÜR

... alle, die Kontrolle über sich und ihren Körper (wieder-) gewinnen wollen. Biofeedback hilft, die eigenen Stressreaktionen besser wahrzunehmen und gegenzusteuern. Mit leicht erlernbaren mentalen Eselsbrücken bekommt man die Hektik des Alltags in den Griff. Laut Studien lindert Biofeedback besonders wirkungsvoll Migräne und Kopfschmerzen. Mit Hilfe eines Sensors, der die Durchblutung der Schläfenarterie am Kopf misst, kann man den Blutfluss durch geistige Sammlung selbstständig drosseln.

Zahlreiche Einsatzfelder

Erfolgreich ist die Methode auch bei Schlafstörungen, Tinnitus, Inkontinenz, nächtlichem Zähneknirschen, stressbedingtem Bluthochdruck und anderen psychosomatischen Problemen. Wer unter Angstzuständen, Depressionen oder Burn-out leidet, fühlt sich seinem Schicksal ausgeliefert. Biofeedback ist eine Möglichkeit, sich vom Gegenteil zu überzeugen.

Nicht nur für Hightech-Fans

Kontrolle durch exakte Messwerte sowie Geräte mit beeindruckenden Namen machen Biofeedback besonders anziehend für bodenständige Naturen, die sich die Räucherstäbchen lieber verkneifen. Das bedeutet aber keineswegs, dass nur Hightech-Fans von dieser Methode profitieren können. Grundsätzlich eignet sich Biofeedback für Männer, Frauen und Kinder gleichermaßen. Biofeedback kann so viel Spaß machen wie ein Computerspiel, auch wenn die Grafikoberfläche etwas zu wünschen übrig lässt. Wirksam ist die Methode allerdings erst, wenn man über längere Zeit regelmäßig trainiert.

SOS

Ohrmuschel-Feedback
Wenn Ihnen das nächste Mal alles über den Kopf wächst, probieren Sie es damit: Suchen Sie sich ein ruhiges Eckchen, setzen oder stellen Sie sich entspannt hin und drücken Sie beide Hände fest an Ihre Ohren. Schließen Sie jetzt die Augen und hören Sie genau hin: Bemerken Sie das Rauschen des Bluts? Lauschen Sie ihm so lange aufmerksam, bis Sie vergessen haben, was Sie da eigentlich machen. Dann kurz Arme und Beine ausschütteln und zurück ins Getümmel!

Info *extra*

- Guter Überblick ➜ Jörg Heuser: *Biofeedback – Die alternative Methode zur Behandlung von Schmerzen und psychosomatischen Beschwerden* (Hugendubel, 2008)
- Praktischer Leitfaden ➜ Ingrid Pirker-Binder: *Biofeedback in der Praxis* (Springer, 2007)
- Das sagt die Wissenschaft dazu ➜ Winfried Rief und Niels Birbaumer: *Biofeedback. Grundlagen, Indikationen, Kommunikation, praktisches Vorgehen in der Therapie* (Schattauer, 2006)
- Deutsche Gesellschaft für Biofeedback ➜ www.dgbfb.de
- Englischsprachige Website zum Neurofeedback ➜ www.applied-neuroscience.org

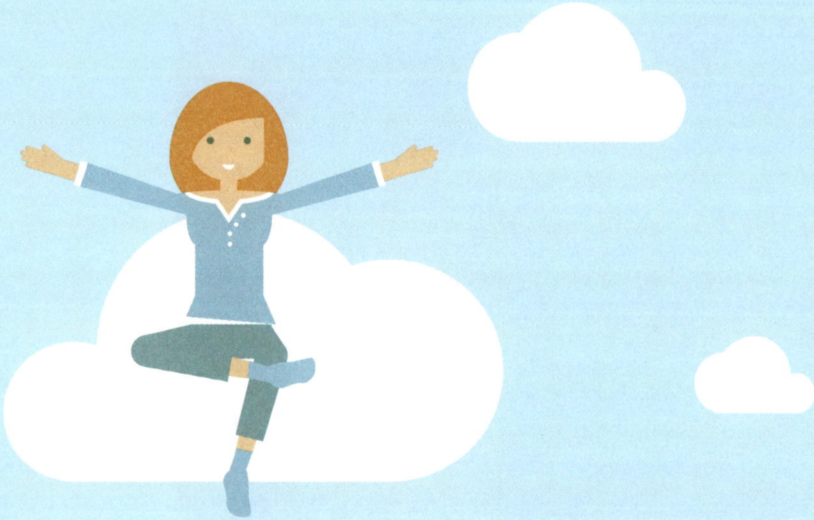

Bauch raus, Brust rein! So atmen Sie richtig

Der offensichtlichste und am leichtesten zu kontrollierende Körperrhythmus ist die Atmung. Nicht umsonst dient sie bei vielen Meditationstechniken als natürliche Konzentrationsstütze.

In hektischen Momenten beschleunigt und verflacht der Atem häufig. Die Folge: aufgeregtes Hecheln. Besser ist es, tief aus dem Bauch heraus Luft zu holen, indem man das Zwerchfell entspannt. Fällt es nach unten, saugt der entstehende Unterdruck automatisch Luft in die Lungenflügel.

Das kann man üben – und zwar so:

01 Legen Sie sich in bequemer Rückenlage auf den Boden, am besten auf eine weiche Decke oder Matte.

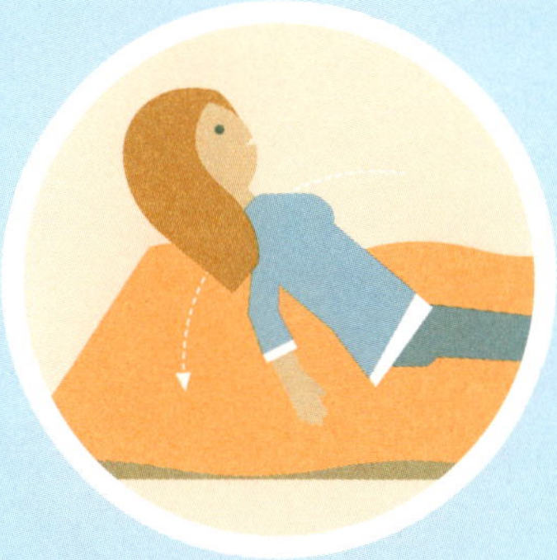

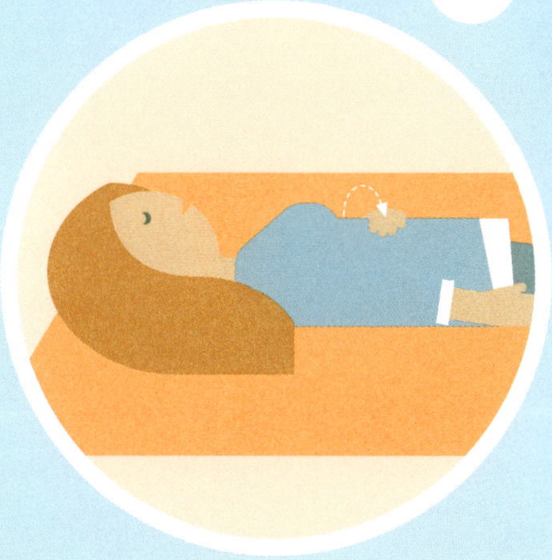

02 Nun platzieren Sie eine Hand auf den Bereich zwischen den unteren Rippenbögen und dem Bauch.

03 Versuchen Sie bewusst so zu atmen, dass sich Ihre Bauchdecke deutlich hebt und senkt, während die Rippen sich nur leicht dehnen. Sollte das nicht auf Anhieb klappen, stellen Sie sich vor, Ihr Bauchnabel würde bei jedem Atemzug von einem Faden leicht nach oben gezogen.

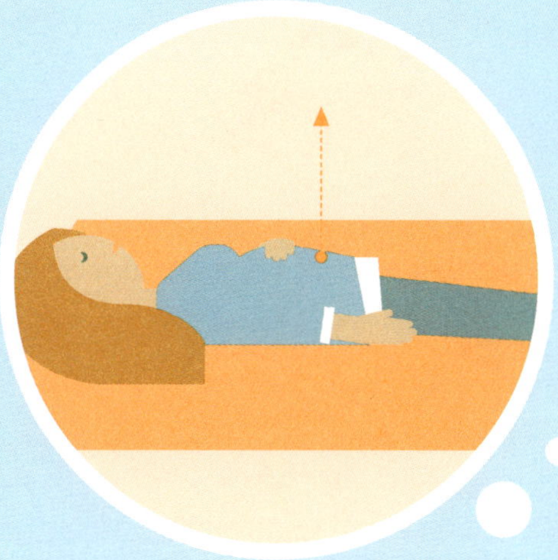

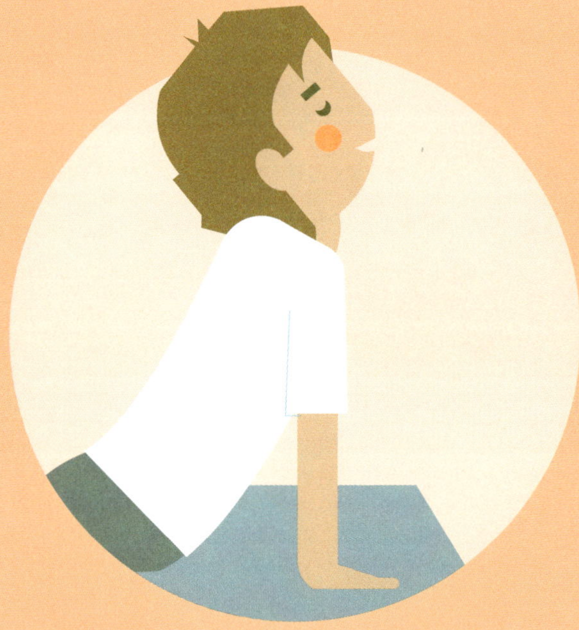

03 Yoga und Fernöstliches

Sanftes Dehn- und Kräftigungsprogramm mit alter Tradition
➜ *aktiviert und gleicht aus*

○ ● ● ● ● (3,2,1)

SPONTANEITÄTSFAKTOR
sehr hoch, wenn's beim Anfängerkurs gefunkt hat

○ ○ ○ ○ ●

EQUIPMENT
Matte, Klotz, Elastikband sind praktisch, aber nicht unbedingt vonnöten

○ ○ ○ ● ● (€)

KOSTEN
erschwingliche Gruppenstunden, zu Hause für lau

○ ○ ● ● ●

IMAGE
nach wie vor beliebt in vielen Varianten

03 Yoga und Fernöstliches

GESAGT

Das Wort »Yoga« stammt vermutlich aus dem Sanskrit. In der alten, indogermanischen Ursprache bedeutete yuj *so viel wie »verbinden« oder »zusammenführen«. Was genau beim Yoga verbunden wird? Nicht die rechte Ferse mit dem linken Ohrläppchen, oder jedenfalls nicht sofort! Eher schon Körper und Geist. Die Idee dahinter ist folgende: Was uns alles im Kopf herumspukt, wird vom Körper »geerdet«. Er ist wie ein Instrument, mit dem wir unseren Geist auf Wohlklang und Harmonie stimmen können. Davon handelt Yoga.*

Auf dem achtfachen Pfad

Irgendwann zwischen 700 und 200 v. Chr. tauchte die Heilslehre auf – und mit ihr ein altindischer Weiser namens Patanjali, der sie als »achtfachen Pfad« beschrieb. Die Körperübungen, *Asanas* genannt, die wir heute mit dem Yoga verbinden, sind darin nur ein Baustein. Als weitere Stufen auf dem Weg zum »richtigen Leben« gelten Enthaltsamkeit und Ausgeglichenheit, die Kontrolle des Atems und das Lenken der Aufmerksamkeit, das Ausschalten der Sinne, die geistige Versenkung beim Meditieren bis hin zur Begegnung mit dem Göttlichen. Da liegt die Latte ganz schön hoch! Doch im großen Yoga-Topf haben während der letzten 2000 Jahre so viele Köche herumgerührt, dass für fast jeden Geschmack etwas dabei ist. Dass Yogi schon vor Urzeiten auf ähnliche Weise ihre innere Mitte suchten, gibt der Sache einen mystischen Touch.

Von Selbsterfahrung bis Gymnastik

Ob Sie Yoga aber für die spirituelle Selbsterfahrung nutzen, als Konzentrationsübung oder bessere Gymnastik, bleibt Ihnen überlassen. Zum Glück gibt es eine Menge verschiedener Yoga-Schulen: eher meditative wie das *Hatha-Yoga*, bei dem man auch mal nur konzentriert atmet und Mantren rezitiert; aber auch dynamischere wie das *Kundalini-Yoga*. Viele Asanas sehen auf den ersten Blick alles andere als entspannend aus. Sind solche Verrenkungen nicht bloß etwas für Masochisten? Irrtum, wer einen Yoga-Kurs besucht, merkt schnell, wie erstaunlich relaxt es da zugeht: »Mach nur so weit, wie es für dich gut ist«, lautet ein Standardsatz von Yoga-Lehrern. Sportlicher Ehrgeiz ist hier fehl am Platz.

Lass es fließen!

Beim Yoga ist traditionell viel von Energie die Rede. Energie, die durch den Körper strömt, für die man sich öffnet, die einen mit dem Kosmos verbindet. Solche suggestiven Formeln tragen einfach zum Entspannungseffekt bei. Nehmen Sie die eigentümliche Sprache am besten wohlwollend hin. Nichts nervt in Yoga-Kursen mehr als spitzfindige Schlaumeier-Diskussionen.

✔ GETAN

Oberste Devise: Versuchen Sie nicht auf Biegen und Brechen mit Super-Yogi mitzuhalten. Sie haben keine Chance! Wer sich jahrelang regelmäßig selbst verknotet, macht in Sachen Biegsamkeit manchem Schwanenhals Konkurrenz. Sie sollten sich keinesfalls unter Druck setzen. Es geht nicht darum, bei jeder Sitzung das Bein noch ein Stückchen höher zu bringen. Der Weg ist das Ziel – oder besser gesagt, das locker-leichte Körpergefühl nach der Yoga-Stunde.

Vorsicht bei gesundheitlichen Problemen

Bei Gelenkproblemen oder Herzkrankheiten scheiden einige Übungen aus. Auch sollten sich Schwangere nicht unbedingt auf dem Bauch kugeln.

NAHE VERWANDTE

Noch dynamischer als beim Yoga geht es beim Pilates zu, einer Mischung aus Kraft-, Dehn- und Atemübungen. Der deutsche Zirkusartist und Boxer Joseph Hubert Pilates (1880–1967), der in den 1920er Jahren nach New York emigrierte, erfand dieses Training zur Verbesserung der körperlichen und geistigen Selbstkontrolle. Top geeignet, um die Rumpf- und Rückenmuskulatur zu stärken.

ACHTUNG

Bei Knacken oder Schmerzen in Gelenken, Muskelkrämpfen oder -verspannungen sowie Taubheitsgefühlen gehen Sie sofort vorsichtig aus der jeweiligen Stellung. Bei Athritis, Haltungs- und Wirbelsäulenschäden sollten Sie vorher einen Arzt befragen. Auch Menschen mit zu hohem oder zu niedrigem Blutdruck können mit Beuge- oder Umkehrstellungen Probleme haben.

Nützliches Equipment

Legen Sie sich vor dem Üben ein paar Sachen zurecht: neben bequemer, nicht zu enger Kleidung (Sweatshirt und Trainingshose) vor allem eine Yoga-Matte. Alternativ kann auch eine Decke den sonst eventuell schmerzhaften Bodenkontakt von Knien oder Ellenbogen abpolstern. Auch ein elastisches Band, eine Rolle oder ein entsprechend großes Handtuch sowie Klötze sind für einige Übungen hilfreich. Socken dagegen eher weniger: In denen rutscht man im Spreizstand leicht weg – mit unangenehmen Folgen. Der Yoga-Raum sollte so warm sein, dass man es darin barfuß aushält.

Erste Übung: Dastehen

Schon das richtige Dastehen ist eine Yoga-Übung, die volle Aufmerksamkeit erfordert. Achten Sie auf einen festen Stand, die Füße stehen etwa schulterbreit auseinander. Spüren Sie den Boden unter Ihren Fußsohlen! Kein Hohlkreuz bilden, sondern das Becken leicht vordrücken. Die Arme hängen locker herunter, Schultern und Nacken sind entspannt. Diese *Berg-Stellung* bildet oft den Anfang einer Sitzung, da sie das Zur-Ruhe-Kommen erleichtert. Ebenfalls zum Einstieg bewährt hat sich entspanntes Am-Boden-Liegen, auch *Toten-Stellung* genannt. Dabei wandern Sie mit dem inneren Auge über Ihren Körper: von den Fußsohlen über Beine, Rumpf, Brust und Arme bis zum Scheitel. Machen Sie jeweils kurz Halt und versuchen Sie, die jeweilige Partie bewusst locker zu lassen.

Beruhigender Schmetterling

Wem es beim Yoga vor allem um Ruhe und Wohlgefühl geht, der sollte insgesamt auf sanft dehnende Entspannungshaltungen achten, zum Beispiel der *liegende Schmetterling*. Hierzu rollen Sie zunächst ein großes Handtuch der Länge nach auf. Es dient zur Stabilisierung der Wirbelsäule, die Rolle sollte also nicht zu schmal ausfallen. An das eine Ende der Wurst legen Sie ein Kissen für den Kopf. Rutschen Sie mit dem Hinterteil ans andere Ende des Handtuchs und legen Sie sich vorsichtig nach hinten ab. Die Füße zum Gesäß heranziehen, so dass sich die Sohlen berühren. Die Beine werden zu den Seiten gespreizt. Wenn es Ihnen angenehmer ist, platzieren Sie links und rechts unter jedes Knie ein Kissen als Stütze. Legen Sie zu guter Letzt die Arme seitlich vom Körper ab, die Handflächen zeigen nach oben. Jetzt in ruhigen Zügen tief durchatmen und spüren, wie sich Brust und Bauch weiten.

Individuelles Wohlfühlprogramm

Am besten Sie stellen sich ein Programm von fünf bis zehn Übungen zusammen, die Sie bequem in 15 bis 30 Minuten absolvieren können. Wer Zeit und Lust hast, kann natürlich auch länger machen. Die meisten Gruppensitzungen dauern eine bis anderthalb Stunden. Die Anleitung durch einen Kursleiter hat den Vorteil, sich voll und ganz auf die Übungen konzentrieren zu können, anstatt zu überlegen, wie's weitergeht.

Konzentration ist gefragt

Nach einer Einstimmung im Stehen oder Liegen können Sie den gesamten Körper »durcharbeiten«. Oder Sie gehen die Sache thematisch an: Balanceübungen wie *Baum* oder *Berg* fördern die Standfestigkeit, *Kobra* stärkt das Selbstbewusstsein, *Hund* und *Katze* sind eine Wohltat bei Rückenbeschwerden.

Anfänger sind meist vollauf damit beschäftigt, die einzelnen Übungen korrekt auszuführen. Achten Sie darauf, mit den Gedanken möglichst wenig abzuschweifen und aufmerksam bei der Sache zu bleiben. So schult Yoga nicht nur Kraft und Beweglichkeit, sondern auch das Konzentrationsvermögen.

Abb. 8 Klassiker zur Entspannung und inneren Sammlung

01. Baum

➜ *fördert Gleichgewichtssinn und Aufmerksamkeit*
➜ *kräftigt Rumpf und Beine*
➜ *mildert Ängste*

01 Füße zusammen, Handflächen vor Brust aneinanderlegen, Gewicht aufs linke Bein verlagern

02 Bein anheben, Knie nach außen drehen, Fußsohle an Innenseite des Oberschenkels bringen (optional gegen Unterschenkel)

03 Hände über Kopf führen, bis Arme ausgestreckt sind

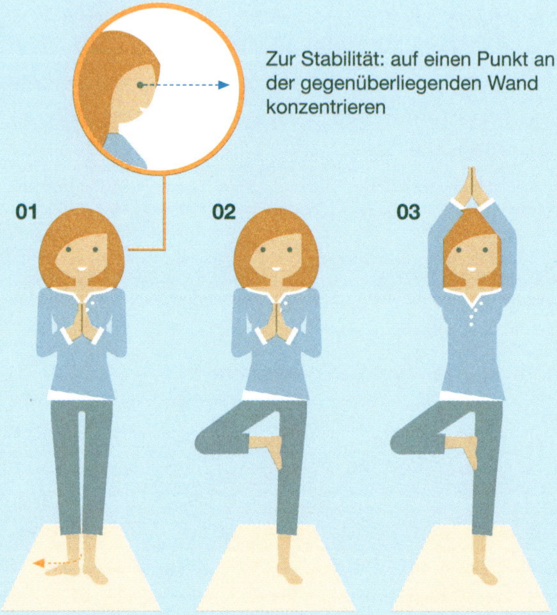
Zur Stabilität: auf einen Punkt an der gegenüberliegenden Wand konzentrieren
01
02
03

02. Hund

➜ *dehnt Beine und Rumpf*
➜ *schenkt geistige Frische*

01 Vierfüßlerstand, Hände schulterbreit auseinander

02 Beine durchstrecken (möglichst 90-Grad-Winkel zwischen Oberkörper und Beinen)

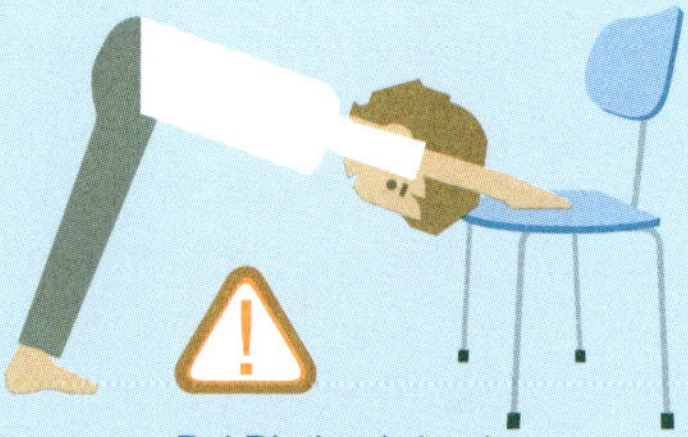
Bei Bluthochdruck oder Glaukom: Hände auf einen Stuhl legen

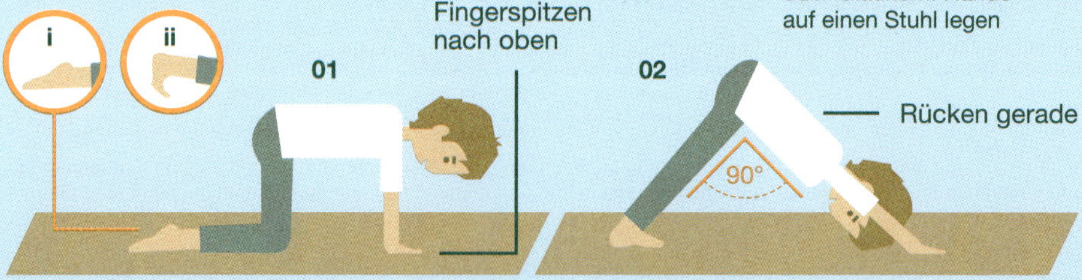

03. Katze

➜ *lockert den Rücken*

➜ *fördert entspannte Atmung*

01 Vierfüßlerstand

02 Rücken durchwölben, bis Kinn Brust berührt

03 Hohlkreuz machen (Kopf in den Nacken), Po rausstrecken

04 Schritte 01–03 fünfmal wiederholen

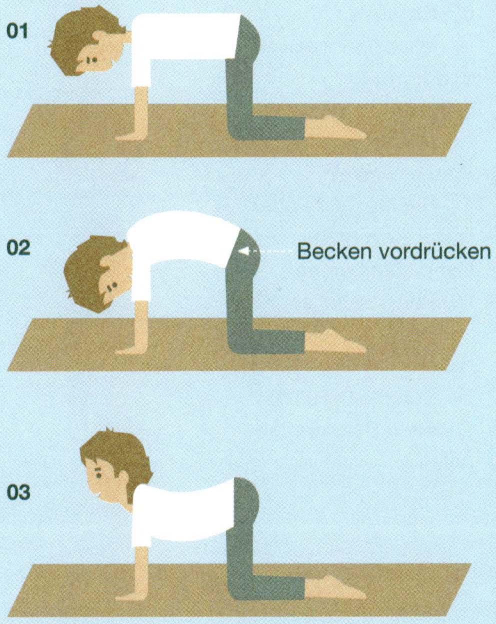

TIPP Während der für die meisten Asanas typischen Haltephasen (etwa 10 Atemzüge lang) Körperspannung beibehalten und ruhig weiteratmen.

Sollten Sie bei einer Übung ins Keuchen kommen, auf den Rücken legen und kurz verschnaufen.

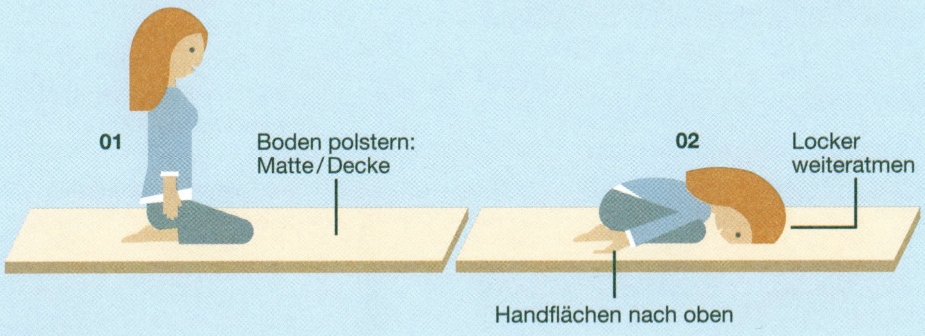

04. Kind

➜ *streckt die Wirbelsäule*

➜ *entspannt Schultern und Nacken*

01 auf die Knie setzen, fünfmal ruhig ein- und ausatmen

02 Rumpf vorbeugen, Arme seitlich vom Körper ablegen, Stirn auf Boden

05. Krokodil

➜ *dehnt Bauchmuskeln und Rumpf*

➜ *macht beweglicher*

01 Rückenlage, rechtes Bein anwinkeln

02 Rechtes Knie über linkes Bein drehen, mit Hand stabilisieren

03 Position halten, Kopf zur Seite, 20 Sekunden halten

04 Schritte 01–03 mit anderem Bein wiederholen

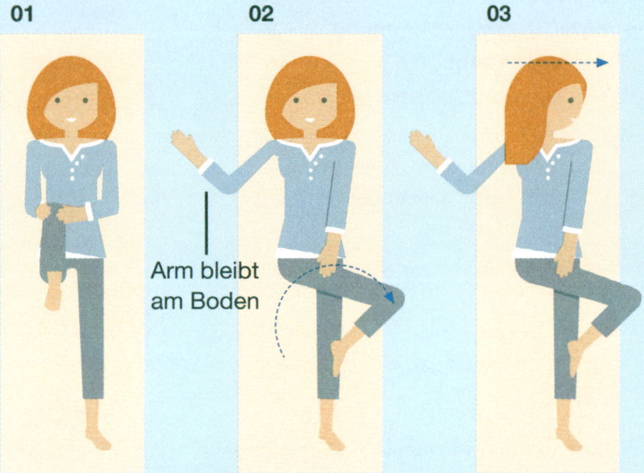

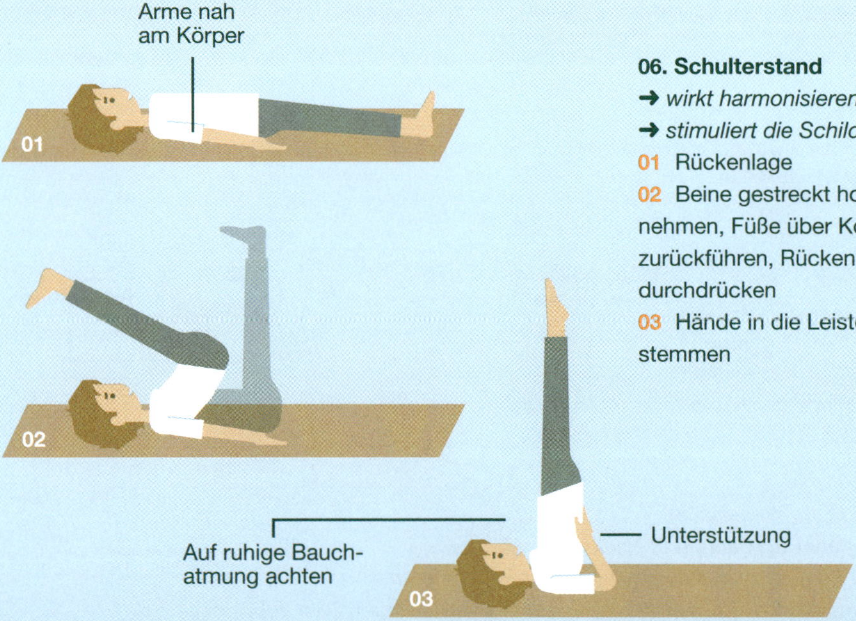

06. Schulterstand

➜ *wirkt harmonisierend*

➜ *stimuliert die Schilddrüse*

01 Rückenlage

02 Beine gestreckt hochnehmen, Füße über Kopf zurückführen, Rücken durchdrücken

03 Hände in die Leisten stemmen

07. Umgekehrter See
➜ *fördert Durchblutung und Zurruhekommen*
Rückenlage, Beine gegen Wand lehnen, mit Po möglichst nah vorrutschen

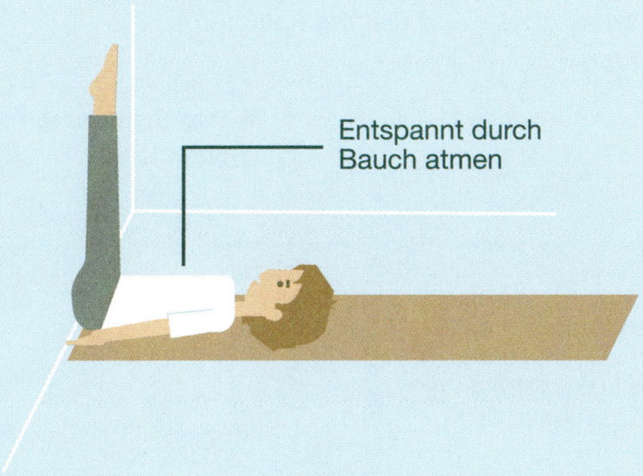

08. Kobra
➜ *kräftigt Rücken- und Brustmuskeln*
➜ *verleiht Grazie*
01 Ausstrecken, ruhig atmen
02 Hände unter den Schultern auf Boden aufsetzen
03 Schulterblätter anspannen, Oberkörper aufrichten, Kopf in den Nacken, halten und atmen

TIPP Alle Asanas langsam und kontrolliert ausführen!

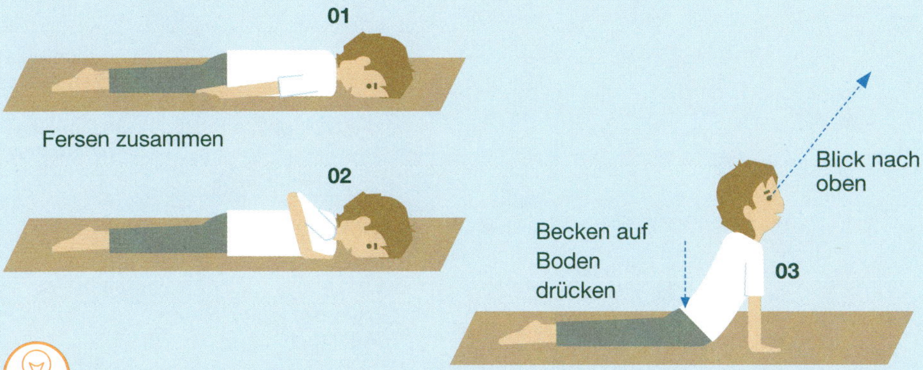

TIPP An Übungen, die fürs persönliche Wohlfühlprogramm in Frage kommen, herrscht kein Mangel. In manchen Schriften ist von 6000 verschiedenen Stellungen die Rede. Lassen Sie sich von einem fachkundigen Yoga-Lehrer beraten.

Abb. Sonnengruß – und der Tag kann kommen!
Schritt für Schritt

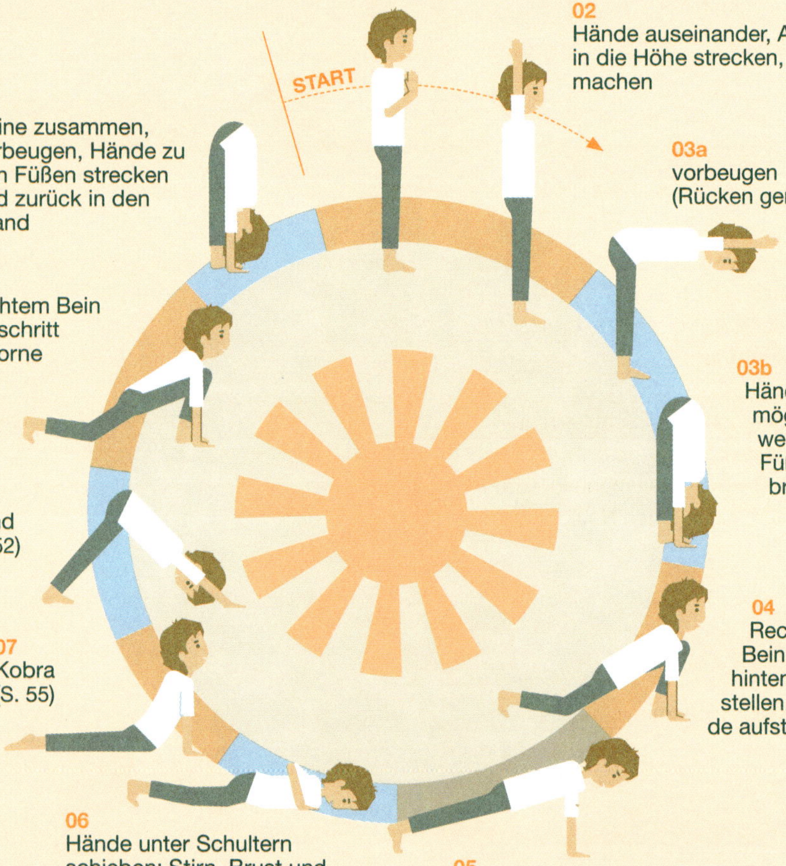
Einatmen
Ausatmen
Atem anhalten
START
01
Ausgangsstellung
(Baum, S. 52)
02
Hände auseinander, Arme in die Höhe strecken, lang machen
03a
vorbeugen (Rücken gerade)
03b
Hände möglichst weit zu Füßen bringen
04
Rechtes Bein nach hinten aus-stellen, Hän-de aufstützen
05
Linkes Bein nach hinten (Liegestützstand)
06
Hände unter Schultern schieben; Stirn, Brust und Knie bleiben am Boden, Po in die Höhe
07
Kobra
(S. 55)
08
Hund
(S. 52)
09
mit rechtem Bein Ausfallschritt nach vorne
10
Beine zusammen, vorbeugen, Hände zu den Füßen strecken und zurück in den Stand

ACHTUNG Sie sollten mindestens zwei Stunden vor einer Yoga-Sitzung die letzte größere Mahlzeit genossen haben.

Hilfestellung vom Profi

Bleibt die Frage: Allein oder im Kurs? Anfängern ist professionelle Anleitung durch einen Yoga-Lehrer unbedingt zu empfehlen. Sonst laufen sie Gefahr, wie ein schlaffer Sack durchzuhängen. Mangelnde Körperspannung und daraus resultierende Fehlhaltungen wie Hohlkreuz oder runder Rücken sind häufige Probleme. Auch brechen viele Übende eine Asana zu schnell ab. Hastiges Huschhusch im Do-it-yourself-Yoga macht nicht nur die Entspannung zunichte, man riskiert dabei sogar Zerrungen und Verspannungen.

Verinnerlichung macht unabhängig

Haben Sie ein Repertoire von passenden Übungen verinnerlicht, spricht nichts dagegen, sie nach Lust und Laune zu Hause zu üben, ob mit Partner oder ohne. Alte Hasen, die schon mehrere Kurse absolviert haben, können ganz auf die Heimvariante umsteigen. Das spart Geld (eine Yoga-Stunde kostet etwa 10 bis 20 Euro) und macht zeitlich unabhängig. Es geht dann aber auch das Gruppenerlebnis flöten. So mancher hat im Yoga-Kurs schon neue Freunde oder die Liebe des Lebens gefunden.

Übung macht den Yoga-Meister

In jedem Fall sollten Sie möglichst regelmäßige Termine einhalten, auf ruhige, behagliche Umgebung achten und ein festes Programm absolvieren. Das kann etwa so aussehen: montags, mittwochs und freitags jeweils nach dem Aufstehen oder (falls Sie Morgenmuffel sind) nach Feierabend üben. Doch aufgepasst: Noch bettwarme Glieder sind nicht sehr geschmeidig, und wenn das Abendessen im Bauch gluckert, ist vom Kopfstand abzuraten. Üben Sie so oft und lange, wie Sie mögen. Dreimal die Woche 20 Minuten bringen dabei mehr als einmal eine Stunde. Aber auch das ist natürlich sinnvoll. Seltener als einmal die Woche sollte es jedoch nicht sein, sonst verpufft die Wirkung.

ACHTUNG

Es geht das Gerücht, es harmonisiere die Tätigkeit der beiden Gehirnhälften, wenn man sich abwechselnd das linke und rechte Nasenloch zudrückt, während man jeweils zwei, drei Atemzüge tut. Wer auch immer diesen Humbug in die Welt gesetzt hat, es bleibt Humbug, egal, wie oft er verbreitet wird. Allerdings hat sich die Prozedur im Yoga bewährt, um den Atem zu beruhigen und das Atmen bewusst zu machen.

SOS

Yoga für die Augen
Bildschirmarbeit ist heute in vielen Berufen unvermeidlich. Gegen müde Augen hilft Augen-Yoga:

01. Augen aufreißen und zusammenkneifen:
Ziehen Sie die Lider so hoch wie möglich! Anschließend Augen fest zusammenkneifen. Fünf bis zehn Wechsel hintereinander.

02. Mit den Augen rollen:
Langsam und kontrolliert möglichst große Kreise mit den Augäpfeln beschreiben. Fünfmal im, dann fünfmal gegen den Uhrzeigersinn. Anschließend je zwei Finger, die man zuvor durch kräftiges Aneinanderreiben der Hände erwärmt hat, sanft auf die geschlossenen Lider legen und leicht andrücken.

03. Blick abwechselnd auf weit und nah stellen:
Strecken Sie Ihren Arm aus und fixieren Sie einige Sekunden lang Ihren aufgerichteten Daumen. Dann nehmen Sie irgendeinen Gegenstand in weiterer Entfernung ins Visier, etwa die Türklinke am Ende des Zimmers oder das Hausdach gegenüber. Wieder ein paar Sekunden verweilen, dann zurück auf die Daumen-Naheinstellung. Fünf- bis zehnmal im Wechsel.

GEEIGNET FÜR

... jedermann mit Lust auf fernöstliches Flair und intaktem Muskel-Sehnen-Apparat.

Bei den vielen Yoga-Richtungen ist für jeden etwas dabei. Anfänger sollten sich ein Yoga-Studio in der Nähe suchen, damit sich der Besuch harmonisch in den Tagesablauf einfügt. Yoga ist nicht nur eine Entspannungstechnik, sondern auch eine Lebenseinstellung: Ziel ist das wohlwollende Akzeptieren seiner selbst und der Dinge, die einen umgeben, um so Harmonie zwischen Körper und Geist, Mensch und Umwelt herzustellen. Diese vom Buddhismus inspirierte Haltung hilft, Stress vorzubeugen. Experimentierfreunde und Sinnsucher werden auf ihre Kosten kommen!

Wehwehchen ernst nehmen

Was die Beanspruchung von Muskeln und Gelenken angeht, könnten alte Wehwehchen oder Vorbelastungen manchem einen Strich durch die Yoga-Rechnung machen. Völlig ungeeignet ist es aber wohl nur in sehr gravierenden Fällen, zum Glück sind ja die meisten Entspannungshaltungen nicht sehr sportlich. Geben Sie darauf beim Zusammenstellen Ihres Übungsprogramms Acht.

Info *extra*

- Handbuch für Theorie und Praxis → Georg Feuerstein: *Die Yoga Tradition* (Yoga, 2. Aufl. 2008)
- Berufsverband deutscher Yogalehrer → www.yoga.de
- Yoga-Magazin mit vielen Infos und Tipps → www.yoga-aktuell.de

SPRUCHREIF

Yoga hilft, schwierige Lebensphasen, Stress und Krisen zu überwinden, alles das, was einem buchstäblich »den Atem raubt«. Und das Beste ist, man kann es in jedem Alter lernen!

Schauspielerin Ursula Karven betreibt ein Yoga-Studio auf Mallorca
→ www.yogayou.com

Nahe Verwandte

Yoga ist nicht der einzige segensreiche Import aus Fernost. Hier die wichtigsten auf einen Blick:

01. Tai-Chi

Eigentlich dem Taoismus entlehnte Philosophie von den »großen Gegensätzen« *yin* und *yang* – im Westen meist synonym gebraucht mit der chinesischen Kampfkunst und Bewegungsmeditation Tai-Chi-Chuan. Dieses so genannte »Schattenboxen« setzt sich, je nach Schule, aus 10 bis 100 Bildern zusammen, die in festgelegten Bewegungsfolgen fließend miteinander verbunden werden.

- Größtes deutsches Tai-Chi-Forum ➜ www.tai-chi.de
- Deutscher Dachverband gibt Ausbildungs- und Expertentipps ➜ www.ddqt.de

02. Qi Gong

Klingt ausgesprochen wie »tschigung« und setzt sich zusammen aus dem chinesischen Wort für »Lebensenergie« *Qi* und *Gong* (»üben«). Mit seiner Mischung aus ruhigen, fließenden Bewegungen, Atem- und Vorstellungsübungen sowie (Selbst-) Massage vereint es viele in diesem Buch vorgestellte Techniken. Dazu eine ordentliche Portion traditioneller chinesische Weisheit über Wandlungsphasen und Energiezentren – fertig ist das Sorglospaket.

- Tai-Chi-Chuan & Qigong-Journal ➜ www.tq.de

03. Reiki

Anfang des 20. Jahrhunderts in Japan entwickelte Behandlungsmethode, die durch Handauflegen, aber auch geistige Konzentration und Intonieren von Mantren »universelle Energie« auf den Körper des »Empfangenden« übertragen soll (von jap. *rei* = »Kosmos« und *ki* = »Energie«). Diese »Energiearbeit« verhilft manchem zu einer tiefen Entspannung, die heilsam und stressmindernd wirken kann.

- Größtes deutsches Anbieterverzeichnis ➜ www.reiki.de
- Das Reiki-Magazin bietet u. a. Foren und Kleinanzeigen ➜ www.reiki-magazin.de

04. Ayurveda

Bedeutet wörtlich »Wissen vom Leben«; aus Indien stammende Lehre, die den menschlichen Körperbau, Charakterzüge, aber auch Nahrungsmittel oder Tageszeiten nach drei verschiedenen Prinzipien sortiert: das locker-leichte Vata (dominiert vom Element Luft), wechselhaftes Pitta (Feuer und Wasser) sowie bodenständiges Kapha (Erde). Durch Kombination dieser Labels und ihrer jeweiligen Eigenschaften (es gibt sogar einen Vata-Pitta-Kapha-Typ!) lässt sich ein beliebig kompliziertes System aus Empfehlungen ableiten, was wann wie zu essen und zu tun ist. Keine Wissenschaft im modernen Sinn, aber ein möglicher Leitfaden für jeden, dem's Spaß macht. Doch Finger weg von metallhaltigen Ayurveda-Präparaten!

- Infos, Adressen und Literatur rund ums Thema ➜ www.ayurveda.de

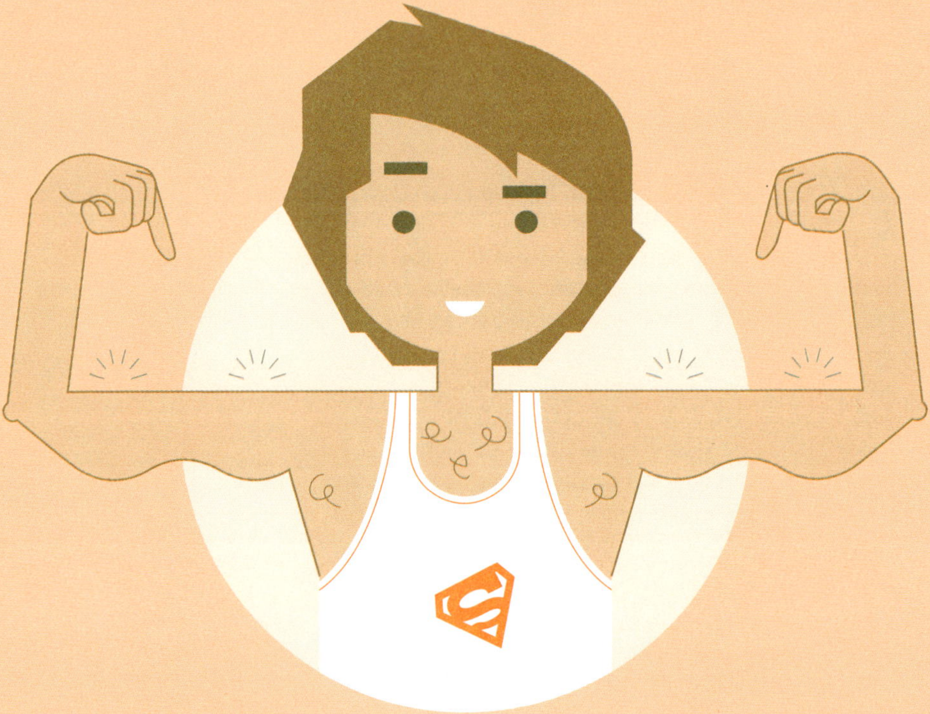

04 Progressive Muskelrelaxation

Abwechselndes An- und Entspannen einzelner Körperpartien
➜ *weckt den Sinn für Lockerheit*

● ● ● ● ● (3,2,1)
SPONTANEITÄTSFAKTOR
sehr hoch, da fast immer und überall einsetzbar

○ ○ ○ ○ ●
EQUIPMENT
keinerlei Ausrüstung notwendig

○ ○ ○ ● ● (€)
KOSTEN
moderate Kursgebühren, im Hausgebrauch kostet's höchstens Schweiß

○ ○ ● ● ●
IMAGE
nicht der allerneuste Schrei, aber hat den Charme der Erfahrung

Progressive Muskelrelaxation

GESAGT

Der menschliche Körper besitzt locker mehr als 600 Muskeln. Aber längst nicht jeder gehorcht unserem Willen. Die Rumpfmuskulatur zum Beispiel sorgt völlig ohne unser Zutun dafür, dass wir nicht wie Marionetten zusammenklappen. Und ein Regiment von Beugern und Streckern in den Füßen verleiht uns Standfestigkeit. Müssten wir sie bewusst dirigieren – man könnte gar nicht so schnell A sagen, wie man umkippen würde.

Das Eigenleben der Muskeln

Selbst die für willkürliche Bewegungen zuständigen Muskeln entwickeln häufig ein Eigenleben. Der Nacken spannt sich, die Stirn legt sich in Falten, die Zähne knirschen. Das Elektromyogramm (EMG) – eine Methode, die die Muskelspannung misst – bringt es an den Tag: Unter Stress steigt der Tonus in Hals und Schultern, im Rücken oder auch im Gesicht. Tiefe Sorgenfalten und brettharte Nackenpartien kommen nicht von ungefähr. Auf die Dauer können sogar schmerzhafte Verspannungen entstehen, und ein Teufelskreis beginnt: Wer Schmerzen hat, verspannt, und wer verspannt, den zwickt es umso mehr.

Übung im Loslassen

Mit einem einfachen Test lässt sich der eigene Anspannungslevel prüfen: Setzen Sie sich hin, schließen Sie die Augen und legen Sie Ihre Arme neben sich ab. Bitten Sie nun jemanden, einen Ihrer Arme am Handgelenk hochzuheben. Unangekündigt soll der jemand den Arm loslassen. Schaffen Sie es, Ihre Gliedmaße locker neben sich aufschlagen zu lassen? (Achten Sie vorher auf eine weiche Unterlage!) Vermutlich bremsen Sie den Arm mehr oder weniger früh ab. Relax-Profis lassen ihre Muskeln locker, komme, was wolle.

Heilsamer Vorher-Nachher-Effekt

Auf den direkten Draht zwischen Muckis und Wohlbefinden setzt die Progressive Muskelrelaxation (PM). Indem man sich bewusst und nach Plan locker macht, wächst die innere Gelassenheit. Dazu verhilft das Kontrasterleben zwischen An- und Entspannen: Das »Festmachen« bestimmter Körperpartien wechselt mit längeren Entspannungsphasen, die intensiv nachempfunden werden.
Je mehr man sich dabei auf das Vorher-Nachher-Gefühl konzentriert, desto besser. Wird die Spannung zu lange gehalten oder ist sie zu stark, kann der Schuss nach hinten losgehen: Die Unruhe wächst. Richtig angewendet hilft die Progressive Muskelrelaxation dabei, ein allgemein verbessertes Körpergefühl aufzubauen.

Wer hat's erfunden?

Schon in den 1930er Jahren, etwa zu der Zeit, als in Deutschland Johannes Heinrich Schultz am → Autogenen Training (S. 90) tüftelte, erforschte der Amerikaner Edmund Jacobson den Relax-Effekt kurzer, kräftiger Muskelkontraktionen. Bis heute ist seine Technik der Progressiven Muskelrelaxation (ein etwas hochtrabender Ausdruck für fortschreitende Entspannung) in den USA besonders verbreitet. Das Autogene Training dagegen hat hierzulande traditionell mehr Anhänger.

Zupacker bevorzugt

Beide Methoden sind allerdings nah miteinander verwandt und beinhalten teils ähnliche Elemente, zum Beispiel die Zurücknahme am Ende jeder Übung. Insgesamt ist die Progressive Muskelrelaxation wegen des größeren körperlichen Einsatzes eher für den Zupacker geeignet, das stärker geistig ausgerichtete Autogene Training hingegen für Mentalartisten in spe.

04
Progressive Muskelrelaxation

✔ GETAN

Das Grundprinzip der Progressiven Muskelrelaxation lautet: Durch bewussten Wechsel von Anspannung und Entspannung mehr Lockerheit gewinnen. Die von Edmund Jacobson entwickelten Übungspläne sind jedoch so detailliert und ausufernd, dass sie inzwischen ziemlich aus der Mode geraten sind. Meist genügt ein Kurzprogramm, das 10 Muskelpartien anspricht.

Haltung bewahren

Zur Vorbereitung sucht man sich einen ruhigen, angenehm temperierten Raum. Legen Sie sich entweder flach auf den Rücken oder setzen Sie sich in bequemer Haltung auf einen Stuhl (mit Polsterung oder Sitzkissen). Ob Sie sich anlehnen oder leicht nach vorne gebeugt dasitzen, bleibt Ihnen überlassen. Probieren Sie aus, welche Position Ihnen zusagt und behalten Sie diese möglichst bei. Dann schließen Sie die Augen und versuchen zur Ruhe zu kommen. Langsames, gleichmäßiges Atmen hilft dabei. Als Vorübung die rechte Hand zur Faust ballen, kurz halten und wieder lösen. Dann das Gleiche mit der linken. Nun folgt der eigentliche Übungsblock. Zur besseren Verinnerlichung sollte er immer nach demselben Muster ablaufen.

Anspannen und Entspannen

In gut einer Viertelstunde bearbeitet man nacheinander die wichtigsten Problemzonen: Arme und Beine, Gesicht, Schultern, Rücken und Bauch. Man sollte den gesamten Ablauf mindestens einmal am Tag – besser, morgens nach dem Aufstehen und abends vor dem Schlafgehen – durchgehen. Für Anfänger ist es wichtig, dass die anzuspannenden Körperpartien nicht zu klein oder exotisch sind (oder wissen Sie, wo Ihr linker innerer Bauchmuskel sitzt?), aber auch nicht zu groß, damit man einen klaren Fokus behält und nicht verkrampft. Achten Sie außerdem darauf, dass die Entspannungsphasen deutlich länger sind als die Kontraktionen. Ein Verhältnis von 10 zu 30 Sekunden, das entspricht etwa 5 Atemzüge anspannen und 15 locker lassen, ist eine gute Faustregel.

Der 10-Punkte-Plan

Rechtshänder beginnen mit dem rechten Arm, Linkshänder mit dem linken. Mit geschlossenen Augen ruhig dasitzen und durch die Nase atmen, dann 5 Atemzüge lang die jeweilige Partie anspannen, wieder loslassen und der neuen Lockerheit 15 Atemzüge lang nachspüren. Das Ganze dreimal wiederholen, dann weiter zum nächsten Körperteil. Es folgen der andere Arm, Schultern (nach oben ziehen und anspannen, als wollten Sie sagen: »Weiß ich doch nicht!«), Stirn (runzeln), Augen (zusammenkneifen), Kiefer (Zähne knirschen), Rücken (anspannen, als hätten Sie einen Stock verschluckt), Bauch (packen Sie Ihr Sixpack aus!), rechtes Bein und linkes Bein. Das Grundprinzip ist immer das gleiche: 5 Atemzüge lang kontrahieren, loslassen, nachspüren und dabei das Atmen nicht vergessen! Üben Sie den Wechsel von An- und Entspannung so lange, bis Sie keinen Gedanken mehr daran verschwenden. Genießen Sie die wohlige Lockerheit, die nach und nach Ihren Körper erfüllt.

Nachfühlen und zurücknehmen

Um dem Gefühl noch etwas nachzuhelfen, kann man nach dem kompletten Durchgang noch einmal alle Muskeln in Gedanken abwandern, so ähnlich wie beim Bodyscan (→ Achtsamkeit, S. 123). Erst danach ein paarmal tief Luft holen, die Arme mehrmals fest anspannen und von sich strecken und schließlich die Augen öffnen. Diese Zurücknahme ist das Zeichen zum Übungsende. Sollten Sie abends vor dem Einschlafen im Bett üben, verzichten Sie darauf und mümmeln sich gemütlich in die Kissen.

SPRUCHREIF

Wenn Sie als Manager mit Ihrer Firma genauso umgehen würden wie mit sich selbst, wäre Sie in kürzester Zeit pleite.

Edmund Jacobson (1888–1983)

04 Progressive Muskelrelaxation

Persönliche Best-of-Entspannung

Nach etwa zwei Wochen täglichen Übens sollten Sie die einzelnen Schritte so weit aus dem Effeff beherrschen, dass Sie auch andere Reihenfolgen testen oder Ihre persönliche Best-of-Auswahl komponieren können. Fokussieren Sie sich auf die Muskeln, die am häufigsten verspannen, meist sind das: Augen und Stirn, Nacken, Schultern und Rücken. Doch bis dahin sollten Sie sich Zeit nehmen, die Übungen für den ganzen Körper genau einzustudieren.
Besonders Geübten gelingt es im Alltag mit einer simplen Formel spontan zu entspannen: Ein hingehauchtes »Ganz ruhig« oder »Entspannung« löst die antrainierten und bestenfalls automatisierten Relax-Reaktionen auch im größten Trubel aus.

Abb. PMR – Das Prinzip
01 Körperteil anspannen
02 entspannen
03 nachspüren
04 Schritte 01–03 mit nächstem Körperteil wiederholen

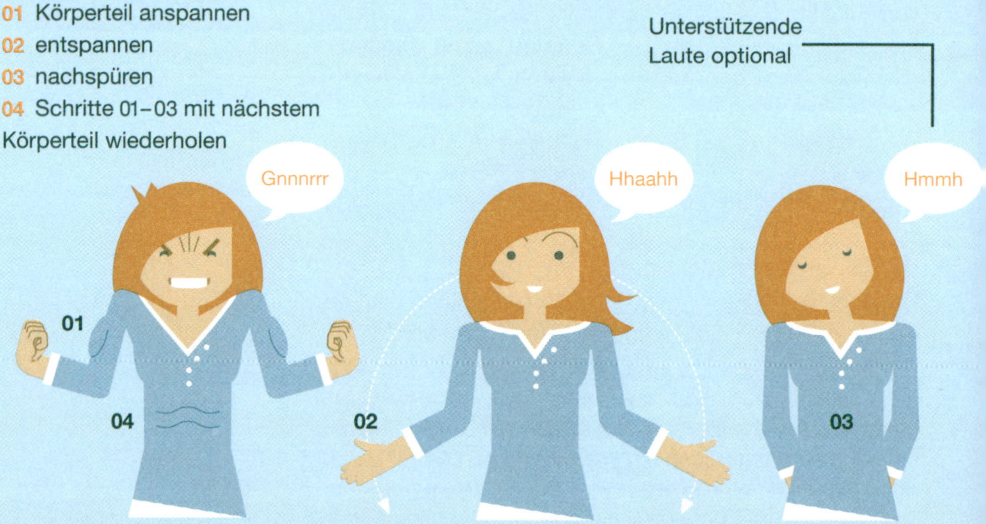

Stress-Notbremse: Handflächen vor der Brust gegeneinander drücken, 5 Sekunden halten, dann den Druck lösen, ohne die Hände auseinander zu nehmen. 10 Sekunden locker lassen, erneut pressen, das Ganze fünfmal wiederholen.

Keine Angst vor Nebenwirkungen

Ein leichtes Wärmegefühl, Kribbeln oder Zucken in den kontrahierten Muskeln sind völlig normal und kein Grund zur Beunruhigung. Mancher ist überrascht darüber, was sich im eigenen Körper so alles tut. Aber das liegt nur daran, dass wir ihn so selten wahrnehmen, eigentlich nur, wenn's irgendwo zwickt. Ein schöner Nebeneffekt der Muskelrelaxation: Man erlebt den eigenen Körper völlig neu.

GEEIGNET FÜR

... bodenständige Naturen, denen handfeste Übungen mehr liegen als Gedankengymnastik.

Wer zu Übereifer neigt, sollte sich zügeln: Ein paar Sekunden Anspannen, ohne einen Tropfen Schweiß zu vergießen, das geht tatsächlich! Konzentrieren Sie sich darauf, den Ablauf der Übungen zu verinnerlichen. Das A und O der Methode ist die Empfindung des Entspannens. Auch das anschließende Protokollieren besonderer Vorkommnisse (»heute leichtes Zucken im Unterarm, warmes Gefühl im Nackenbereich«) kann dies unterstützen. Wer auf Nummer sicher gehen will, belegt einen Kurs an der Volkshochschule oder in einer Entspannungspraxis.

Info *extra*

- Gute Anleitung → Cornelia Löhmer, Rüdiger Standhardt: *Die Kunst, im Alltag zu entspannen – Einübung in die Progressive Muskelentspannung.* Mit Hör-CD (Klett-Cotta, 2008)

ACHTUNG

Nicht vor Übermut pressen, bis der Kopf rot wird. Die Anspannung sollte zwar merklich sein, aber noch steigerungsfähig bleiben. Progressive Muskelentspannung ist kein Bodybuilding!

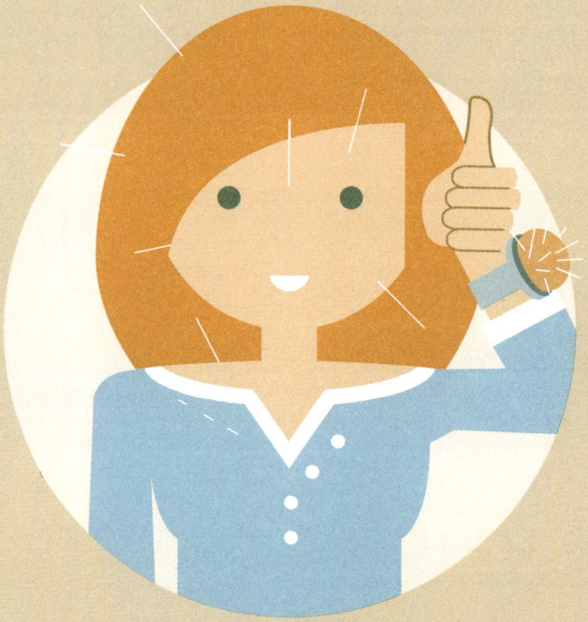

05

Akupunktur

Traditionelle chinesische Stichelei mit Relax-Effekt
➜ *lindert Verspannungen und Kopfweh*
➜ *unterstützt die innere Einkehr*

○ ○ ○ ○ ● 3,2,1

SPONTANEITÄTSFAKTOR
da muss der TCM-Experte ran, die gibt es inzwischen vielerorts

○ ○ ○ ● ●

EQUIPMENT
Nadeln, klar – sind bei der Behandlung inklusive

○ ● ● ● ● €

KOSTEN
mittel bis hoch, je nach Anbieter und Krankenkasse

○ ● ● ● ●

IMAGE
alternative Heilmethode mit exotischem Touch

05

Akupunktur

GESAGT

Piksen tut es schon etwas, wenn die Nadel in die Haut eindringt. Danach stellt sich ein dumpfes Pochen oder Ziehen an der betreffenden Stelle ein – im Idealfall eine Art Strömen, das die Chinesen »DeQi«-Gefühl nennen. Scheinbar zufällig verstreut stecken hauchfeine Speere in der Haut wie Stecknadeln im Nähkissen. Hände, Knie und Rücken, aber auch Ohren oder Stirn sind beliebte Akupunkturzonen. Das soll gesund sein? Und ob! Nur hat sich diese Erkenntnis im Westen erst allmählich durchgesetzt.

Jahrtausendealte Tradition

Das früheste erhaltene Zeugnis der fernöstlichen Heilkunst ist mehr als 2000 Jahre alt: Eine Schrift mit dem schönen Titel »Des Gelben Kaisers Klassiker des Inneren« (*Huangdi Neijing*) entstand in China um 200 v. Chr. Einer der ersten Ferntouristen, der Venezianer Marco Polo, berichtete im 14. Jahrhundert von der heilsamen Nadelung, die sogar Geburtsschmerzen bei Frauen lindere – und wurde von seinen Landsleuten ausgelacht. 300 Jahre später importierten Missionare und Kaufleute detailliertes Wissen über die fernöstliche Behandlungstechnik nach Europa und legten den Grundstein für die allgemeine China-Begeisterung zur Zeit der Aufklärung, die bis heute fortwirkt.

Von Yin bis Yang

Das Heilverfahren der »Akupunktur« – von lat. *ancus* = Punkt und *pungere* = stechen – ist eine der Säulen der Traditionellen Chinesischen Medizin (TCM). Dahinter steckt eine ganze Philosophie: die Prinzipien von Yin und Yang, die Lebensenergie Qi, die auf bestimmten Bahnen durch den Körper strömt, sowie die Lehre von den Wandlungsphasen. Hier die Kurzfassung: Wie alles im Leben unterliegt auch der menschliche Organismus einem ständigen Auf und Ab. Kraft und Betriebsamkeit (die Domäne des »männlichen« Yang) wechselt mit Phasen der Mattheit und Erholung (das »weibliche« Yin). Ein dynamisches Gleichgewicht dieser beiden Prinzipien bedeutet Gesundheit; ein Verlust macht krank.

Freier Fluss der Lebensenergie

Im Einzelnen unterscheidet die TCM fünf so genannte Wandlungsphasen, die nach den Elementen Holz, Erde, Feuer, Metall und Wasser benannt sind. Während die Lebensenergie Qi diese wechselnden Zustände durchläuft, strömt sie mal stärker, mal schwächer auf bestimmten Bahnen, den »Meridianen«, durch den Körper. Schmerzen und andere Leiden gehen laut TCM meist auf Stockungen dieser Ströme zurück. Um den harmonischen Fluss der Qi wieder herzustellen, müssen die neuralgischen Punkte auf den Meridianen durch das Nadeln künstlich angeregt werden. Hierzu bieten sich sage und schreibe 361 Punkte mit unterschiedlichen Funktionen an, und zwar dort, wo die Energiebahnen an die Körperoberfläche treten. Das Nadeln löst den Stau und lindert so die Beschwerden.

Bewährte Praxis

Schulmediziner schütteln gerne den Kopf über so blumige Erklärungen. Jedenfalls ist die Existenz der Qi-Ströme mit wissenschaftlichen Methoden bis heute nicht nachgewiesen. Außerdem kursierten schon im alten China ganz verschiedene Systeme – viele Meister definierten Art und Orte des heilsamen Nadelns auf unterschiedliche Weise. Doch egal, was von der Theorie zu halten sein mag: Akupunktur ist medizinisch wirksam, das bezweifelt heute niemand mehr. Vor allem bei der Therapie von Migräne und Spannungskopfschmerz, Kniegelenk- oder Rückenbeschwerden, aber auch bei Magen-Darm-Problemen oder zur Stärkung der Immunabwehr hat sie sich bewährt.

05 # Akupunktur

✔ GETAN

Das chinesische Heilverfahren ist keine Do-it-yourself-Methode. Selbst wenn Sie sich die Nadeln an einigen Stellen des Körpers selber setzen könnten – vergessen Sie's! Dabei ginge jegliche Entspannung flöten. Zudem erfordert es viel Erfahrung und Händchen, um die Nadeln exakt, also nicht zu flach, nicht zu tief und an die richtigen Stellen zu setzen. Also: Überlassen Sie das einem erfahrenen Akupunkteur!

Geprüfte Profistichler

Woran man die erkennt? Diplom und Siegel sagen einem unter Umständen wenig, chinesische Namen oder Gesichtszüge garantieren auch nicht unbedingt Fachkompetenz. Die Deutsche Akupunkturgesellschaft hat Qualitätsrichtlinien erlassen und führt Listen geprüfter Profistichler.

Aufmerksam, interessiert, realistisch?

Lassen Sie sich bei der Wahl des Therapeuten neben Empfehlungen durch Freunde und Bekannte von Ihrem Gefühl leiten: Widmet Ihnen der Akupunkteur schon beim ersten Kennenlernen seine volle Aufmerksamkeit? Interessiert er sich für frühere oder bestehende Erkrankungen und ihre genaue Problemlage? Gibt er eine realistische Einschätzung des zu erwartenden Behandlungserfolgs ab – oder verspricht er Ihnen das Blaue vom Himmel?

Wichtiges Begleitprogramm

Außerdem zu beachten: Das Begleitprogramm. Wenn das individuelle Behandlungsziel und mögliche Gegenanzeigen (Hautirritationen, erhöhte Schmerzempfindlichkeit etc.) abgeklärt sind, sollte man nicht gleich drauflosstechen! Zuerst heißt es tasten, über die Haut streichen und dabei empfindliche Stellen oder Problemzonen auskundschaften.

Abb. Beim TCM-Meister

01 Zungendiagnose (Belag und Beschaffenheit)
02 Anamnese
03 Pulsdiagnose

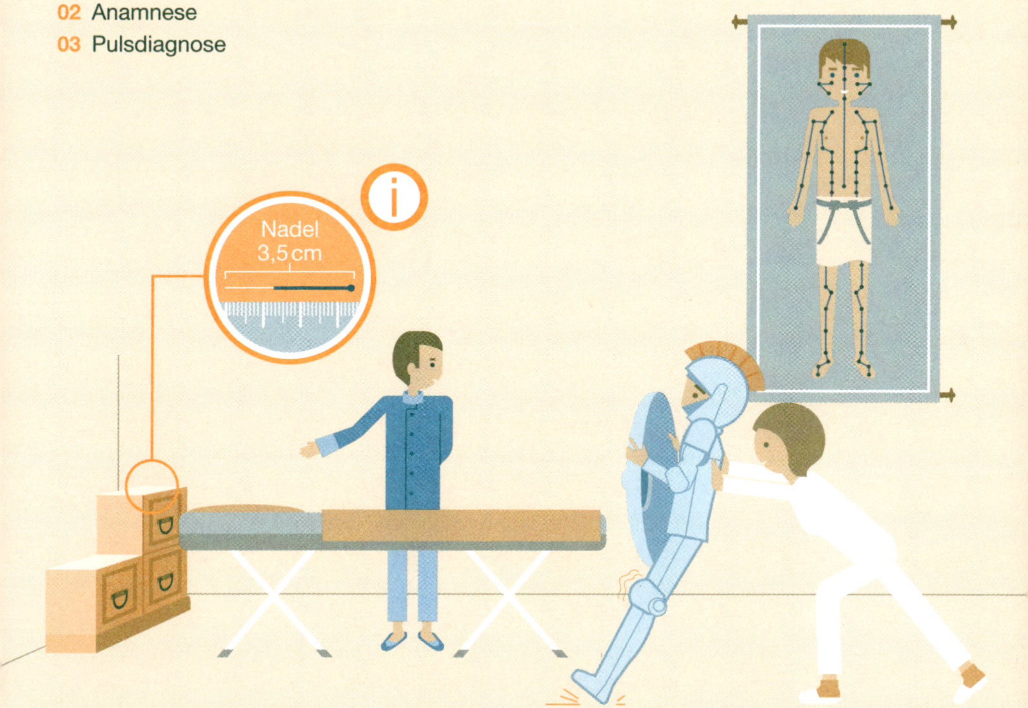

01

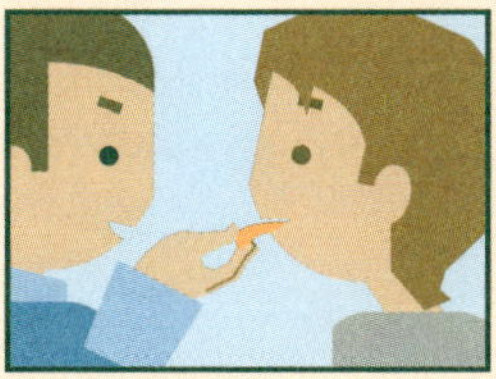

02

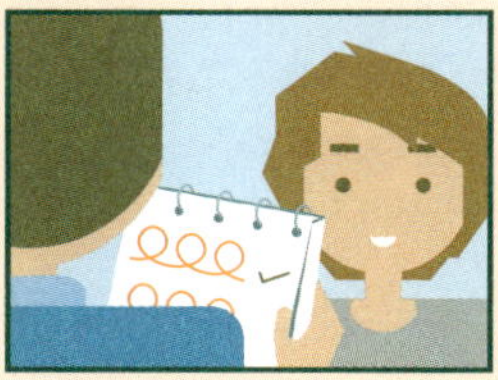

03

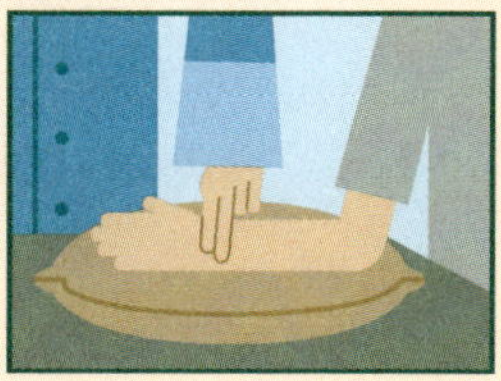

Manche Akupunktur-Nadeln sind bis zu 75 mm lang. Wenn Sie schon bei einer Standard-Größe (s. o.) erschrecken, ist eine Alternative zur Alternativmedizin vielleicht sinnvoller.

Das gibt Ihnen einen Eindruck vom manuellen Geschick des Behandelnden. Auch Erwärmen einzelner Hautpartien (»Moxibustion« oder kurz »Moxen« genannt) kann Teil der Prozedur sein.

Vorsicht vor Massenabfertigung

Was den persönlichen Einsatz angeht, ist Akupunktur unschlagbar: Sie müssen nichts weiter tun, als dazuliegen und den Meister machen zu lassen. Hier lauert eine Gefahr: Alternativmedizin ist ein florierender Geschäftszweig – da absolviert mancher schnell eine Fortbildung und reißt anschließend lukrative »Heilsitzungen« ab. Abfertigung im Minutentakt mit dürftigem Know-how, das bringt herzlich wenig – am wenigsten Entspannung.

In guten Händen

Nadelpunkte, die für eine Anti-Stress-Behandlung in Frage kommen, befinden sich über den ganzen Körper verteilt, in besonderer Dichte aber am Kopf und im Brustbereich. Das komplizierte System der Meridiane, die zumeist paarig parallel zur Wirbelsäule und über die Extremitäten verlaufen, hat es in sich. Lassen Sie sich das am besten vom Akupunkteur erklären – mal sehen, was der so auf dem Kasten hat! Der Entspannungseffekt des Nadelns beruht entscheidend darauf, dass es in ruhiger, angenehmer Atmosphäre stattfindet. Häufig haben Profis weitere nützliche Tipps aus der chinesischen Medizin parat: spezielle Übungen, Tees, Kräuter (→ Relax-Apotheke, S. 152). Solche Extras lassen zwar nicht unbedingt die Praxiskasse klingeln, unterstützen aber die Wirkung des Nadelns.

Erschwingliche Behandlung

Apropos Kasse: Die gesetzlichen Krankenkassen kommen inzwischen teilweise für eine Akupunktur bei chronischen Knie- und Lendenbeschwerden auf; bei den privaten hängt es vom individuell vereinbarten Leistungspaket ab. Auch wenn man sie ganz aus eigener Tasche zahlt, sind Akupunktursitzungen mit 40 bis 80 Euro je Stunde durchaus erschwinglich. Eine Behandlung pro Woche reicht in der Regel aus.

Erforscht & Bewiesen

Schmerzfrei dank Nadeln

Die von mehreren deutschen Krankenkassen initiierten GERAC-Studien (*German Acupuncture Trials*) prüften zwischen 2002 und 2005 die Wirksamkeit der Akupunktur bei Tausenden von Patienten mit Migräne und Spannungskopfschmerz, Rückenbeschwerden oder Kniegelenkarthrose. Bei allen Beschwerden erwies sich das Nadelnsetzen im Schnitt als mindestens so wirksam wie die schulmedizinische Standardtherapie. Überraschend häufig war sogar »Pseudo-Akupunktur« erfolgreich: Die Patienten berichteten selbst dann von Linderung, wenn die Nadelpunkte von der offiziellen Lagebezeichnung abwichen oder das Stechen getürkt war – mit Nadeln, die wie ein Theaterdolch im Schaft verschwinden! Offenbar trägt die begleitende psychische Entspannung sehr viel zum Heilerfolg bei.

05 Akupunktur

GEEIGNET FÜR

… alle, die vor allem körperlich auf Stress reagieren, etwa mit Verspannungen in Schultern und Nacken, mit Kopfschmerzen oder einem sensiblen Magen. Experten sprechen hier vom »somatisierenden« Typ. Auch allgemeine Erschöpfungszustände und chronische Müdigkeit können mittels Akupunktur angegangen werden.

Wann ist Nadeln ratsam?

Menschen reagieren verschieden auf Stress. Mancher verheddert sich in negativen Gedanken (»Das schaffe ich doch nie!«), oder die Alltagshektik schlägt ihm auf Stimmung und Konzentrationsvermögen. Solchen psychischen Folgen begegnet man besser auf andere Art. Doch macht sich Stress oft körperlich unangenehm bemerkbar: Häufig äußert sich chronische Überlastung in Kopfweh, Verspannungen oder allgemeiner Nervosität. Wer diese Zeichen ignoriert, gefährdet seine Gesundheit. Um nach einer arbeitsreichen Woche den Kopf frei zu kriegen, braucht man sich die Pelle nicht mit Nadeln spicken zu lassen. Das hieße mit Kanonen auf Spatzen schießen. Wen allerdings regelmäßig Kopf- oder Gliederschmerzen plagen, wer zu Migräneattacken neigt oder einen empfindlichen Magen hat, der sollte es ruhig einmal mit professioneller Akupunktur versuchen.

Ganzheitlicher Ansatz

Ganz wichtig: Ein guter Akupunkteur nimmt sich Zeit für Sie, lassen Sie sich keinesfalls hetzen! Akupunktur ist mehr als Technik und Handwerk, im Idealfall ist sie Balsam für Körper *und* Geist. Der Idee nach verfolgt die Akupunktur einen ganzheitlichen, dynamischen Ansatz. Es geht nicht darum, den ultimativen Zustand des Wohlbefindens zu erreichen, sondern den Fluss der Kräfte anzuregen, den Wechsel von Anstrengung und Ruhe zu unterstützen.

DER EXPERTE RÄT

Akupunktur fördert eine besondere Körperwahrnehmung. Horchen Sie in sich hinein und erleben Sie das wohltuende Gefühl des Strömens, das sich dabei einstellt.

Alternativmediziner
Dr. Iven Tao (Wickede)
➜ www.doctao.de

Info *extra*

- Umfassend und verständlich → Gabriel Stux, Petra Kofen, Karl Sahm: *Akupunktur – Einführung* (Springer, 2007)
- Für Bohrerphobiker → Gerhard Hieber: *Akupunktur in der Zahnarztpraxis* (Spitta, 2009)
- Internetplattform für Patienten und Ärzte → www.akupunktur-aktuell.de
- Qualitätsinitiative Akupunktur → www.akupunktur-qualitaet.info
- Deutsche Gesellschaft für Traditionelle Chinesische Medizin → www.dgtcm.de

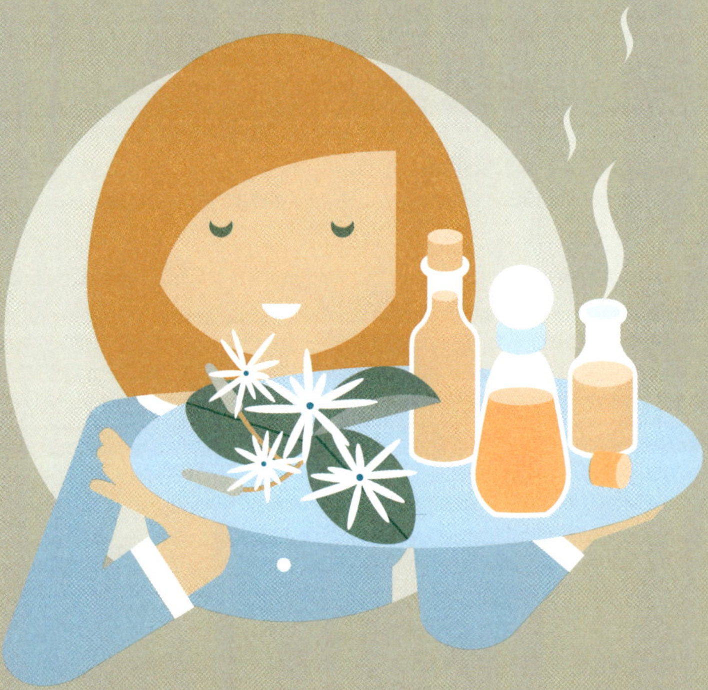

06 Aromatherapie

Wohltuende Essenzen aus Blüten, Kräutern und Hölzern
➜ *für Bäder, Massagen oder als Duftoasen im Alltag*
➜ *können beruhigen oder beleben*

○ ● ● ● ● (3,2,1)

SPONTANEITÄTSFAKTOR
hoch, wenn das Duftarsenal voll bestückt ist

○ ● ● ● ●

EQUIPMENT
für den privaten Lieblingsmix: Glasfläschchen und Pipette

○ ○ ○ ● ● €

KOSTEN
die meisten Essenzen und Zutaten sind bezahlbar

○ ○ ● ● ●

IMAGE
ein Hauch von Esoterik, aber sympathisch

06 Aromatherapie

GESAGT

Liebe geht durch den Magen, gute Laune durch die Nase! Davon muss schon Kleopatra Wind bekommen haben, als sie nach dem Mandelmilchbad etwas Rosenwasser auflegte. Auch moschusbedampfte Tapeten in den Gemächern von Sonnenkönig Ludwig XIV. zeugen davon: Das Wissen um die Macht der Gerüche hat eine lange Tradition.

Heilender Duft

Bereits vor 3000 Jahren setzte die indische Ayurveda-Medizin Rosmarin gegen Mattigkeit ein, Nelken- und Korianderöl dienten zur Beruhigung. In Europa halfen Pflanzenwirkstoffe gegen die Seuchen des Mittelalters: Pestärzte steckten zum Schutz vor Ansteckung mit ätherischem Öl getränkte Tücher unter ihre Masken. Dabei ahnte man damals noch nichts von der antibakteriellen Wirkung mancher Extrakte.

Der erstbeste Topf

Den Begriff »Aromatherapie« prägte der französische Chemiker René Maurice Gattefossé im Jahr 1928. Er soll nach einem Unfall im Labor seine verletzte Hand in den erstbesten Topf gesteckt haben. Zum Glück enthielt er eine Lavendelessenz, die die Heilung laut Gattefossé enorm beschleunigte. Seit den 1990er Jahren erlebt die Aromatherapie dank des australischen Teebaumöls einen Boom. Doch der Fundus duftender Wirkstoffe umfasst mehr als dreihundert Aromen.

Sie werden auf vielfältige Weise gewonnen: Bei der Destillation leitet man heißen Wasserdampf durch Blüten oder Blätter. Beim Kondensieren gibt er die Duftessenzen frei. Daneben ist auch das Pressen von Schalen, Rinden und Samen beliebt. Schwer zu extrahierende Düfte wie die von Jasmin, Neroli oder Rosen werden »enfleuriert«, das heißt zwischen mit Fett bestrichene Glasplatten zerdrückt.

Duftige Alleskönner

Ätherische Pflanzenöle verbessern unser psychisches und emotionales Empfinden: Sie lindern Schmerzen, Verkrampfungen oder Übelkeit, helfen gegen Ängste und Schlafstörungen, stärken die emotionale Ausgeglichenheit. Mit irgendwelchen »hochenergetischen Eigenschaften« hat das nichts zu tun, die Aromen erreichen Körper und Psyche auf ganz irdischen Wegen: Zum einen wandern ihre Moleküle über die Schleimhäute von Nase und Bronchien direkt in den Blutstrom und von dort weiter zu den Organen. An Fette gebunden passieren sie auch die Blut-Hirn-Schranke und wirken auf das Nervensystem. Zum anderen umschmeicheln die duftenden Öle natürlich die Nase, unseren evolutionär gesehen ältesten Sinn, der eng mit den Gefühlszentren im Gehirn verknüpft ist. Gerüche haben direkten Zugang zum limbischen System, wo emotionale und sexuelle Reaktionen entstehen. Funktioniert sogar im Schlaf: Umweht man Testschläfer im Labor mit Orangenduft, schlummern sie besonders friedlich!

Gut zu wissen

Ätherische Öle sind eigentlich gar keine Öle. Sie sind nicht fettig, sondern aus Blüten, Blättern, Rinden oder Wurzeln extrahierte Duftstoffe, die sich an der Luft schnell verflüchtigen. Um das zu verhindern, müssen sie in pflanzlichen Trägerölen oder -fetten gelöst werden. In Alkohol gelöst ergeben sie Parfum.

Vorsicht vor Quacksalbern

Laut zahlreicher Studien hat die Aromatherapie eindeutig entspannende Wirkung. Dennoch sind die duftenden Pflanzenextrakte keine Arzneimittel. Bei Hautproblemen wie Ausschläge, Exzeme oder Neurodermitis, die häufig (auch) stressbedingt sind, sollte man immer einen Arzt konsultieren. Besonders die Behandlung von Ängsten oder Depressionen gehört in die Hände eines Psychotherapeuten. So etwas bekommt man mit Kräuter- und Blütenextrakten nicht in den Griff. Zum Glück gibt es heute viele Psychologen und Mediziner mit naturheilkundlicher Zusatzausbildung. Aber Vorsicht: »Aromatherapeut« darf sich jeder nennen, ein besonderer Qualifikationsnachweis ist dafür nicht erforderlich.

✔ GETAN

Ob in Duftlampen, Aromabädern oder als Massageöl – jeder liebt angenehme Gerüche. Kaum etwas vermittelt ein so sinnliches Vergnügen und Gefühl der Geborgenheit. Massagen mit wohlriechenden Essenzen dämpfen das Stressempfinden am effektivsten, weil neben dem Dufterlebnis auch Wärme und Berührung gut tun. Die Aromawirkstoffe gelangen dabei über Nase und Haut in den Körper. Außerdem sind gelockerte Muskeln ein höchst willkommener Nebeneffekt.

Weniger ist mehr

Bei der Massage kleinerer Körperpartien (Gesicht und Hals, Nacken und oberer Rücken, Brust und Bauch) bietet es sich an, diese vorher leicht zu befeuchten. Das Öl bildet dann nicht so einen dichten Film. Überhaupt heißt es, sparsam dosieren. Für Teilmassagen reicht ein Esslöffel, zur Ganzkörperanwendung reichen zwei.

Erste Ölung

Eine Wohltat ist die ayurvedische »Ölung« gleich nach dem Aufstehen (→ Ayurveda, S. 61). So geht's:

01. Ein paar Tropfen Lavendel-, Orangen- und Kamillenöl in zwei Esslöffel Sesam- oder Sonnenblumenöl geben.

⚠ **ACHTUNG**

Aromatherapie ersetzt keine medizinische oder psychotherapeutische Behandlung! Bei dauerhaften, stärkeren Schmerzen, Panikattacken, Herzrasen, Bluthochdruck oder depressiver Verstimmung sollten Sie zum Arzt oder Psychologen gehen.

02. Die Mischung in langsamen, kreisenden Bewegungen auf dem ganzen Körper verteilen (die Zehen und die Stellen hinter den Ohren nicht vergessen!)

03. Einige Minuten einwirken lassen, etwa so lange, wie man zum Zähneputzen braucht.

04. Anschließend warm abduschen, so dass ein leichter Ölfilm auf der Haut zurückbleibt.

Akute Fluchtgefahr

In Bädern verduften die Pflanzenaromen rasch, wenn man sie nicht mit einem Emulgator festhält. Deshalb dem 38-Grad-warmen Wasser immer einen Schuss Sahne oder Milch zugeben sowie einen ordentlichen Esslöffel Honig. Noch besser: Milch, Sahne oder Honig in einem Schälchen mit 5 bis 10 Tropfen des eigenen Lieblingsduftes verrühren und dem einlaufenden Badewasser untermischen. Duftkombinationen für das perfekte Entspannungsbad: je 5 Tropfen Rosmarin-, Lavendel- und Bergamottöl (belebend) oder je 5 Tropfen Rosen-, Lavendel- und Sandelholzöl (beruhigend).

SOS

Mit Pfefferminz dein Prinz

Kühlendes Minzöl auf Stirn und Schläfen zu verreiben, lindert Spannungskopfschmerzen – oft sogar besser als Schmerzmittel. Das Öl hemmt die Wirkung von Botenstoffen, die die Schmerzreize ans Gehirn melden.

TIPP

Wer Zeit hat, kann sich nach der Ölung noch eine Runde hinlegen und ist anschließend rundum gepflegt und startklar für den Tag.

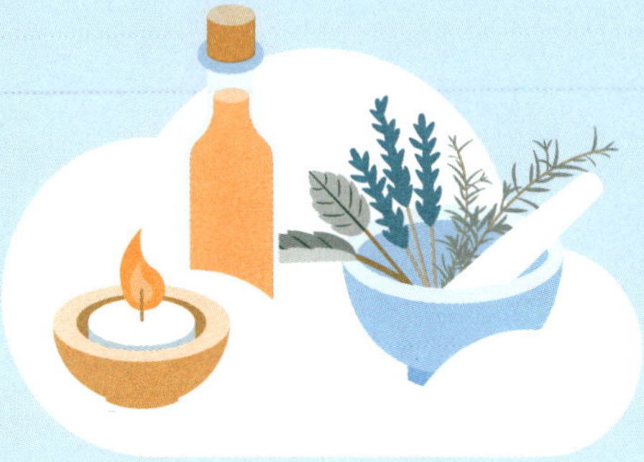

Die besten Trägeröle

Jedes Öl braucht einen Träger. Für die Massage empfiehlt sich ein aus Nüssen oder Samen gewonnenes (fettes) Öl wie Mandel-, Sesam- oder Walnussöl. Auch Aprikosen-, Pfirsichkern- oder Nachtkerzenöl sind gut geeignet. Mit antioxidativem Weizenkeimöl gemischt verlängert sich die Haltbarkeit. Beim Kauf auf reine, kaltgepresste Öle ohne Zusätze und chemische Nachbehandlung achten. In einer dunklen, dicht verschlossenen Glasflasche (kein Plastikbehälter!) an einem kühlen Ort aufbewahren. So gelagert hält sich Ihr Duft-Öl-Mix gut ein Jahr.

Mandel ➜ ideal zum Auftragen auf die Haut
Sesam ➜ Allrounder zur inneren und äußeren Anwendung
Walnuss ➜ riecht angenehm – und schmeckt auch so
Nachtkerzen ➜ bei empfindlicher Haut (alternativ Aprikosen- oder Pfirsichkernöl, bei Neurodermitis: Kokosfett)
Weizenkeimöl ➜ nur beigemischt, da geruchsintensiv und abfärbend (verlängert die Haltbarkeit des Trägers)

Top-Essenzen

Ob ein Öl beruhigt oder belebt, hängt oft von der Dosis ab. Geringe Mengen wirken eher entspannend, intensive Gerüche tendenziell anregend. Hier einige empfehlenswerte Mischungen (je 2 bis 3 Tropfen):

Basilikum, Neroli, Lavendel ➜ bei Anspannung, Unruhe
Rosmarin, Pfefferminz ➜ bei Müdigkeit, Kopfdrücken
Geranium, Bergamotte, Lavendel ➜ bei Niedergeschlagenheit
Orange, Sandelholz, Ylang-Ylang ➜ bei Schlaflosigkeit

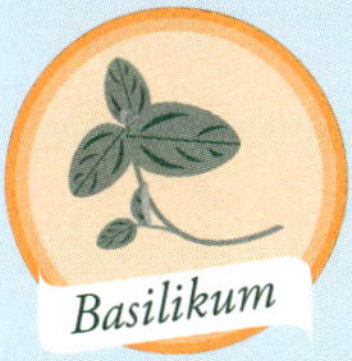

Frischekick in Kochtopf und Wanne
*➜ Müdigkeit

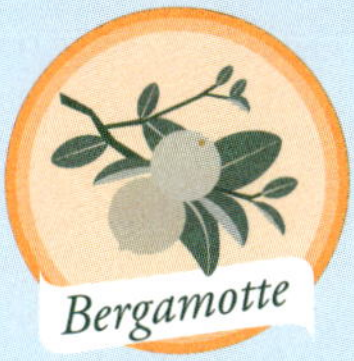

Belebender Blumenduft
➜ Erschöpfung

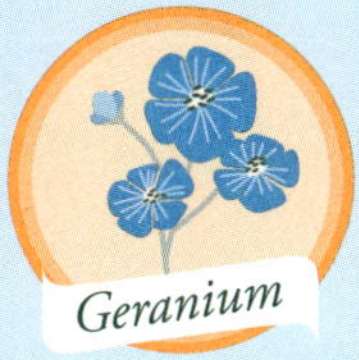

Balkonien lässt grüßen
➜ nervöse Anspannung

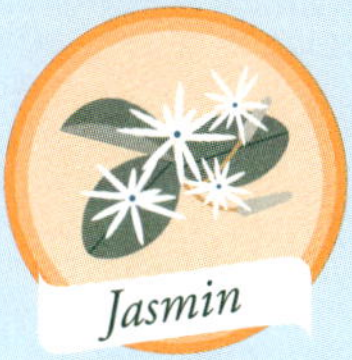

Aphrodisierender Muntermacher
➜ Lustlosigkeit

Ein Hauch von Sommer, auch im Winter
➜ Verstimmung

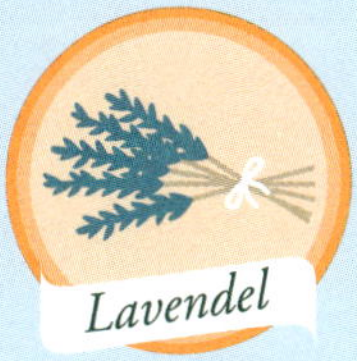

Blütenreine Beruhigung für jede Lebenslage
➜ Unwohlsein

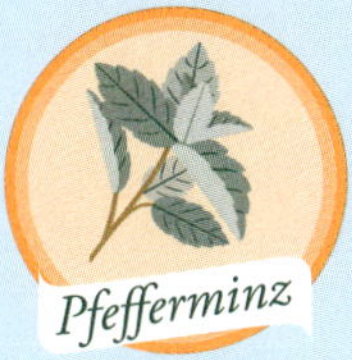

Keep-cool-Klassiker
➜ Kopfschmerzen

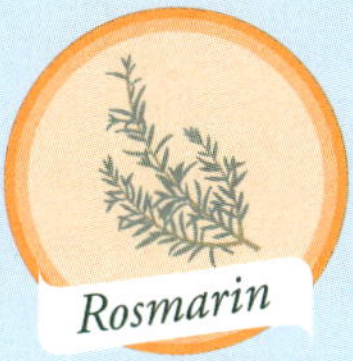

Anregend-würziges Kräuteraroma
➜ Unkonzentriertheit

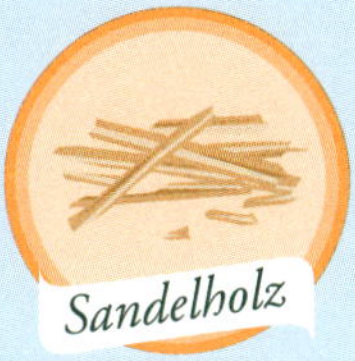

Satter Duft für verregnete Herbsttage
➜ Wetterfühligkeit

i Das teurere Neroliöl wird statt aus der Schale aus Orangenblüten gewonnen.

* ➜ = anzuwenden bei

ACHTUNG

Hoch konzentrierte Duftessenz (außer Lavendelöl) nie direkt auf die Haut geben, das kann zu Reizungen führen. Ätherische Öle besitzen ansonsten keine Nebenwirkungen, zumindest nicht mehr als andere Pflanzenprodukte. Teebaumöl kann sogar Hautentzündungen lindern. Ernsthafte Gefahr besteht nur, wenn man die Essenzen schluckt.

SOS

Dufte Akuthilfe

Wenn vor lauter Aufregung nichts mehr geht, hilft das: Zwei, drei Tropfen Rosmarinöl in ein Taschentuch träufeln, vors Gesicht halten und mehrmals ruhig einatmen. Bei Kopfschmerzen dieselbe Menge Lavendelöl in etwas lauwarmes Wasser geben, ein Tuch damit befeuchten und auf Stirn oder Nacken legen. Unmittelbar vor einer Prüfung oder einem Bewerbungsgespäch: Den Solarplexus (unterhalb des Brustbeins) mit einem Tropfen Lavendel- oder Geraniumöl kreisend massieren. Dabei Augen schließen und abschalten. Der aufsteigende Duft wird Sie daran erinnern, immer schön locker zu bleiben!

Qualität vor Quantität

Öle und Essenzen am besten im Reformhaus oder Naturkostladen kaufen. Kleine Mengen (20 bis maximal 50 Milliliter) vorziehen, dafür auf Qualität achten. Die Preise für ein Fläschchen Duftöl sind sehr unterschiedlich, je nachdem wie aufwändig und ertragreich das Verfahren ist, mit dem es gewonnen wurde. Während sich aus 100 Kilogramm Eukalyptusblättern gut 10 Liter ätherisches Öl destillieren lassen, gibt die gleiche Menge Rosenblüten gerade einmal 0,5 Liter her. Wer selbst mixen will, braucht dunkle Glasfläschchen, Mörser und Pipette.

GEEIGNET FÜR

... wirklich jeden! Man muss nicht einmal ein besonders feines Näschen haben.

Experimentieren Sie ruhig etwas herum, um Ihren persönlichen Entspannungsduft zu finden. Dabei ist weniger meistens mehr. Jedes stark riechende Duftsäckchen kann auf Dauer penetrant wirken.

Erforscht & Bewiesen

Der Schnüffeltest
Psychologen der Universität in Miami (USA) maßen die Hirnströme von 40 Testpersonen, die entweder Rosmarin- oder Lavendelöl geschnuppert hatten. Lavendelgeruch verlangsamte die elektrischen Wellenmuster, beruhigte also die Probanden. Rosmarin dagegen beschleunigte die EEG-Kurven, machte also wacher. Die anschließenden Mathetests lösten die Rosmarin-Schnüffler schneller.

Info *extra*

- Wissenschaftlich orientierte Anleitung → Monika Werner, Ruth von Braunschweig: *Praxis Aromatherapie. Grundlagen, Steckbriefe, Indikationen* (Haug, 2005)
- Verein zur Verbreitung der Aromatherapie → www.forum-essenzia.de

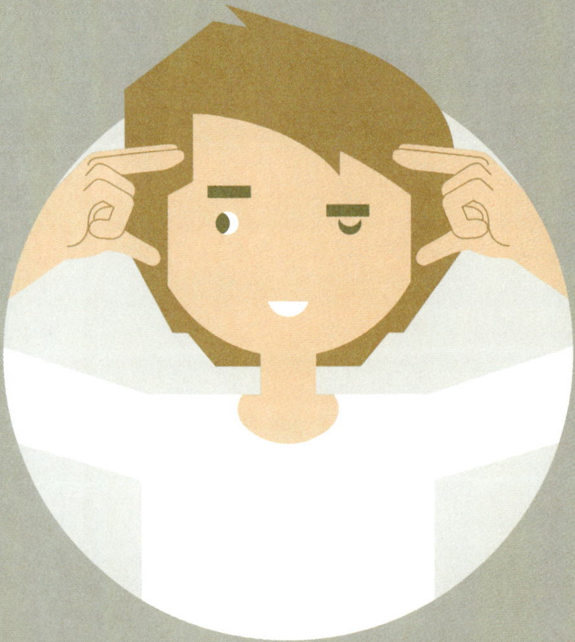

07 Autogenes Training

lebhaftes Vorstellen von Temperatur- und Schwereempfinden
➜ *Selbsthypnose auf relaxte Art*

●●●●● (3,2,1)

SPONTANEITÄTSFAKTOR
in angenehmer Umgebung jederzeit machbar

○○○○●

EQUIPMENT
es geht auch ohne Nackenrolle und Kaschmirdecke

○○○●● €

KOSTEN
Kurse bezahlbar, oft von der Kasse bezuschusst

○○●●●

IMAGE
bisschen retro, aber eine sichere Bank

07 # Autogenes Training

GESAGT

Eine wichtige Erkenntnis der Stressforschung lautet: Unser Denken beeinflusst das Geschehen im Körper – im Guten wie im Schlechten. So kann Optimismus zum Beispiel das Immunsystem stärken, umgekehrt wachsen Unruhe oder Anspannung, wenn wir uns »einen Kopf machen« und bestimmte Situationen ungünstig bewerten. Mit etwas Übung kann man sich jedoch am eigenen Schopf aus dem Problemsumpf ziehen. Alles, was es dazu braucht, ist die richtige Technik. Eine altbewährte Methode, die hier ansetzt, ist das Autogene Training.

Wohlige Schwere, angenehme Wärme

Ihr Erfinder Johannes Heinrich Schultz (1884–1970) war im Hauptberuf Nervenarzt. Seine Patienten berichteten regelmäßig von einer wohligen, warmen Schwere, die ihnen in die Glieder fuhr, nachdem sie hypnotisiert worden waren. Konnten sich solche angenehmen Eindrücke nicht auch im Wachzustand suggerieren lassen? Es funktionierte! Damit ließen sich Leiden wie Ängste oder Depressionen zwar nicht wegzaubern, aber die Erfahrung, das eigene Empfinden selbstständig und jederzeit lenken zu können, wirkte heilsam und entspannend. Tut es übrigens heute noch.

Therapie ohne Tamtam

In seinem Buch »Das Autogene Training – Konzentrative Selbstentspannung« von 1932 stellte Schultz seine aus jahrelanger praktischer Arbeit entwickelte Technik vor, die bis heute unterstützend in der Psychotherapie eingesetzt wird. Anders als viele psychologische Schulen kommt das Autogene Training ohne viel weltanschauliches Tamtam aus. Im Zentrum stehen Leitsätze, die konkrete körperliche Empfindungen beschreiben: Ruhe, Schwere, Wärme und das Fließen des Atems.

Gedankenketten sprengen

Die Suggestionen des Autogenen Trainings wirken selten gleich beim ersten Ausprobieren. Geduld! Wichtig ist, die eigenen Gedankenketten zu unterbrechen und sich auf eine bestimmte Körperregion zu konzentrieren, am besten mehrmals täglich. Morgens, mittags und abends je zwei bis drei Minuten ist hilfreicher als alle paar Tage eine Viertelstunde. Beim Autogenen Training zählt vor allem das routinierte Umschalten auf geistige Innenschau.

Auf dem richtigen Weg

Ziemlich bald (meist in den ersten zwei Trainingswochen) kommt es zur so genannten Generalisierung: Das Empfinden der Wärme dehnt sich von der Hand auf den ganzen Arm aus, auch das Schweregefühl erfasst bald größere Körperpartien. Dann sind Sie auf dem richtigen Weg, denn das vegetative Nervensystem hat die Message verstanden: Es stellt zum Beispiel die Gefäße weit, wodurch die Hauttemperatur nachweislich ansteigt.

Fernziel: Selbst-Tuning

Das längerfristige Ziel des Übens besteht darin, bei bestimmten Signalworten irgendwann automatisch zur Ruhe zu kommen. Ein typischer Schnelldurchlauf, mit dem sich Fortgeschrittene jederzeit selbst eintunen können, lautet: »Arm/Bein schwer, Bauch warm, Stirn kühl, es atmet mich!« Das Ganze dauert wenige Minuten und ist überall einsetzbar, ob am Frühstückstisch, bei der Arbeit oder vorm Einschlafen.

Wann und wie man die Übungen in den Alltag integriert, ist zweitrangig, auf die Regelmäßigkeit kommt es an. Dabei hilft fachkundige Anleitung durch einen Entspannungscoach (→ Info *extra*, S. 99).

Autogenes Training

✔ GETAN

Es empfiehlt sich, nach Belieben eine von vier Übungshaltungen zu wählen und möglichst konsequent beizubehalten. Sie hören auf die putzigen Namen Flegel *(tief zurückgesunken im Sessel),* Pharao *(aufrecht auf einem Stuhl sitzend, Rücken angelehnt),* Droschkenkutscher *(vorgebeugt, die Unterarme auf die Schenkel gestützt) oder* Toter *(im Liegen). Letztere dürfte die entspannendste Position sein, hat aber den Nachteil, dass man sie nicht immer und überall einnehmen kann (die U-Bahn scheidet dann als Trainingsplatz aus). So oder so, Hauptsache bequem.*

Ruhe jetzt!

Den Anfang eines Trainings macht die Basis-Formel »Ich bin ganz ruhig«. Im Präsens, denn es geht um das Hier und Jetzt. Sprechen Sie sich diesen Satz, nachdem Sie mehrmals ruhig ein- und ausgeatmet haben, im Geist vor. Das dient der inneren Sammlung, die nötig ist, um die folgenden Suggestiv-Formeln wirken zu lassen. Wiederholen Sie die Ruhe-Formel noch zwei- oder dreimal. Nach etwa einer Minute geht die Ruhe- in die Schwerephase über.

Den eigenen Körper spüren

Konzentrieren Sie sich zunächst auf Ihren starken Arm, als Rechtshänder auf den rechten, als Linkshänder auf den linken. Beim Einatmen sagen Sie zu sich: »Meine Hand …«, und beim Ausatmen: »… ist schwer«. Versuchen Sie während der folgenden Minute die Schwere der Hand möglichst deutlich zu spüren. Nun wechseln Sie zur anderen Seite. Danach entweder aussteigen oder das Gleiche für den rechten und linken Fuß wiederholen. Am nächsten Tag probieren Sie die Wärme-Formel: »Mein Arm / Fuß ist warm.« Am dritten Tag steht die Atem-Formel auf dem Programm. Hier geht es darum, intensiv zu fühlen, wie der Atem ganz

Abb. Wir beruhigen uns

01 Haltung einnehmen
02 ruhig atmen
03 Ruhe-Formel
04 Schwere-Formel
05 nachspüren
06 04–05 auf anderer Seite wiederholen

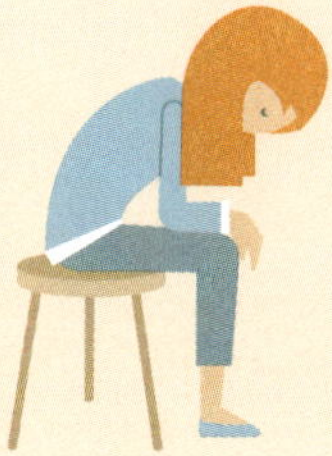

01i Droschenkutscher

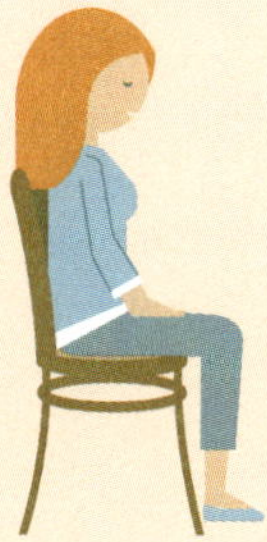

01ii Pharao

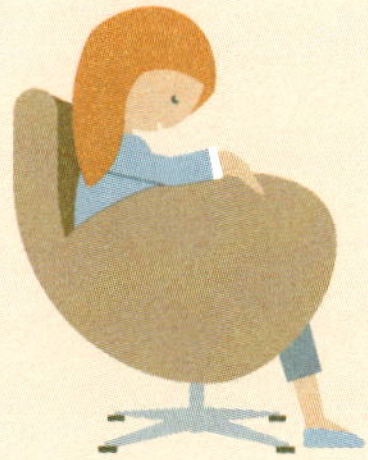

01iii Flegel

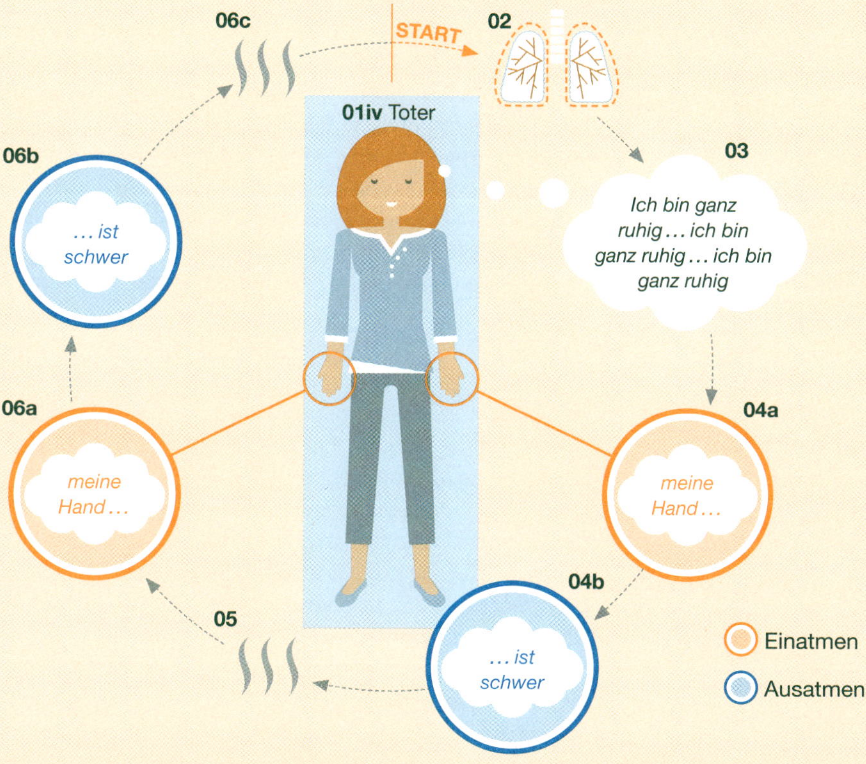

Analog zur Schwere-Formel Schritte 04 bis 06 mit der Wärme- und der Atem-Formel wiederholen (»Meine Hand ist … warm«, »Es atmet mich«). Anfänger üben tageweise jede Empfindung für sich, Fortgeschrittene können alle nacheinander durchgehen.

von selbst den eigenen Körper durchströmt, ohne dass es dafür irgendeiner Anstrengung bedarf. Der Satz »Es atmet mich!« fördert diesen Eindruck am ehesten. Am vierten Tag fangen Sie wieder von vorne mit der Schwere-Suggestion an.

Schwere, Wärme, Atem

Um nach jedem Üben wieder ganz wach und frisch zu werden, empfiehlt sich ein festes Ritual wie dieses: kurzes, kräftiges Strecken und Anwinkeln der Arme, tief ein- und ausatmen und die Augen öffnen. Nur am Abend, unmittelbar vor dem Schlafengehen, gleiten Sie ohne diese Zurücknahme in den Schlummer. Nach ein bis zwei Wochen täglichen Übens können Sie den ganzen Ablauf in einem Rutsch ausprobieren: »Ich bin ruhig«, »Mein Arm / Fuß ist schwer«, »Meine Hand ist warm«, »Es atmet mich!« Sollten sich trotz mehrmaligem Versuch die Empfindungen nicht einstellen, können Sie ein wenig nachhelfen: Reiben Sie, bevor Sie beginnen, die Handflächen aneinander oder strecken Sie die Arme eine Minute lang vom Körper weg. Das macht sie warm und schwer.

Mach mal Pause

Bei voller Konzentration ermüden Sie schnell. Ein Autogenes Training sollte daher nicht länger als 10 Minuten dauern. Das Motto »Viel bringt viel« gilt nicht! Und wenn einem plötzlich einfällt, dass man eine wichtige E-Mail noch nicht abgeschickt hat, oder wenn das Telefon klingelt? Kein Problem. Mit der Zurücknahme können Sie eine angefangene Übung jederzeit beenden. Holen Sie sie einfach bei nächster Gelegenheit nach.

Wegnicken erlaubt

Immer wieder passiert es, dass Anfänger beim Autogenen Training wegdämmern. Eine gewisse Schläfrigkeit ist

normal, besonders wenn die Übungen noch ungewohnt sind. Mit zunehmender Erfahrung gibt sich das meistens von selbst. Oft hilft es, sich vorher kurz zu ermahnen: »Ich bleibe hellwach und konzentriert.«
Andere Begleiterscheinungen wie Kribbeln auf der Haut, als würde ein Trupp Ameisen über Sie hinwegmarschieren, Bauchgrummeln oder vermehrter Speichelfluss sind gute Zeichen! Sie zeigen an, dass das vegetative Nervensystem in Wallung gerät.

Individuelle Relax-Formeln

Das Autogene Training bietet auch die Möglichkeit, je nach den eigenen Bedürfnissen, individuelle Leitsätze einzuüben. Diese sollten möglichst prägnant und leicht zu merken sein. Achten Sie auf positive Formulierungen, die konkrete Empfindungen beinhalten: statt »Ich habe keine Angst« also besser »Ich bin vollkommen gelassen«. Oder statt »Ich schlafe gleich ein«: »Mein ganzer Körper ist schwer«. Spüren Sie, wie Ihr Gewicht immer tiefer in die Matratze sinkt?

Mit den Sinnen spielen

Manche Trainer empfehlen, sich den Leitsatz entweder bildlich vor Augen zu führen oder sich den Klang einer Stimme vorzustellen. Anderen kommt die Vorstellung einer warmen Woge, die durch den Körper schwappt, entgegen. Oder denken Sie an eine schöne Urlaubswanderung zurück, die Sie angenehm erschöpft hat. Für welche Variante Sie sich auch entscheiden, Sinnlichkeit ist Trumpf.

SOS

Soforthilfe bei kalten Füßen und Kopfschmerzen

Eiszapfen anstelle von Füßen? Nehmen Sie eine entspannte Position ein, schließen Sie die Augen und atmen Sie dreimal ganz ruhig aus und wieder ein. Beim vierten Einatmen sagen Sie sich: »Meine rechte Hand (mein rechter Fuß) ist heiß.« Stellen Sie sich die entsprechende Empfindung intensiv vor. Sprechen Sie sich den Satz im Stillen noch dreimal vor, dann wechseln Sie zur linken Hand (oder zum linken Fuß). Zum Abschluss dreimal tief Luft holen, Arme kurz anspannen oder sich rekeln, fertig!

Noch schlimmer als kalte Füße sind Migräneattacken. Nach der Einstiegsentspannung (»Ich bin ganz ruhig!«) konzentrieren Sie sich auf Ihre Stirn und denken beim Einatmen: »Meine Stirn …« und beim Ausatmen: »… ist kühl!« Dem Gefühl können Sie durch leichtes Befeuchten der Stirn oder mit einem Luftzug (aus dem offenen Fenster) nachhelfen.

GEEIGNET FÜR

...jeden, der die Macht der Gedanken am eigenen Leib erfahren will.

Das Geschehen spielt sich hauptsächlich im Kopf ab, wobei es durchaus verschiedene Vorlieben gibt, was die Art der Auto-Suggestion betrifft: Der verbale Typ konzentriert sich auf die innerlich gesprochenen Formeln, der visuelle Typ hält sich eher an Bilder von bleischweren oder von Hitzewellen durchströmten Gliedern.
Besonders Leistungsorientierte können das Autogene Training mit der körperlich aktiveren → Progressiven Muskelrelaxation (S. 62) kombinieren.

Info *extra*

- Einführung in Basistechniken → Daniel Wilk: *So einfach ist Autogenes Training* (Trias, 2007)
- Praktische Anleitung für Kurzentschlossene → Henrik Brandt: *Die Power-Pause – Autogenes Training für zwischendurch* (Audiobook, 2007)
- Deutsche Gesellschaft für Ärztliche Hypnose und Autogenes Training → www.dgaehat.de

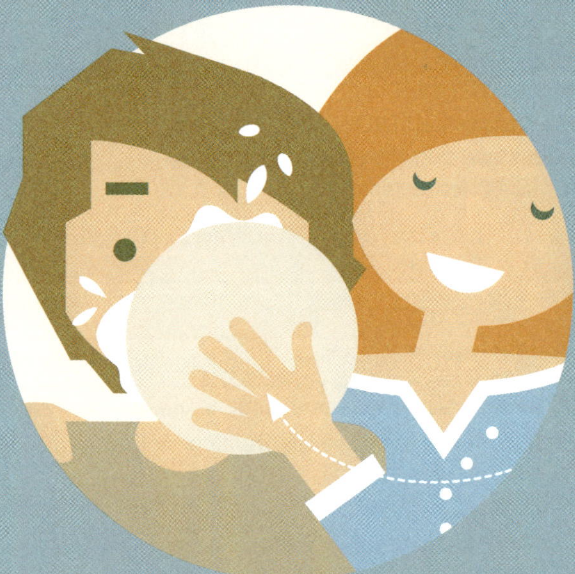

08 Humor und Lachen

Aktive Zwerchfellpflege
➜ *stärkt die Stressabwehrkräfte für den »Ernstfall«*

●●●●● (3,2,1)
SPONTANEITÄTSFAKTOR
das geht immer – außer bei Depressionen, die professionell behandelt werden sollten

○○○○●
EQUIPMENT
funktionstüchtiges Zwerchfell

○○○●● (€)
KOSTEN
Lachyoga-Kurse gibt's für kleines Geld, Humor umsonst

○●●●●
IMAGE
Witz ist absolut sexy!

08 Humor und Lachen

GESAGT

Wir lachen im Schnitt zwanzigmal am Tag. Kein Witz! Allerdings tun wir das in den seltensten Fällen aus Spaß. Lachen ist vor allem ein soziales Schmiermittel. Wir beschwichtigen damit, bekunden Sympathie, heucheln Interesse. Dass uns alle naselang ein »Haha« entschlüpft, kriegen wir meistens nicht einmal mit.

Anders bei einem Kalauer, den wir zum Schießen finden. Dann zuckt das Zwerchfell und presst schnelle Atemstöße durch die Lunge, begleitet von schrillen Lauten. Gerät das Lachen außer Kontrolle, kann's peinlich werden: Beömmeln Sie sich mal kreischend über das Malheur eines anderen ... Das macht das Lachen aber auch so reizvoll – man verliert immer etwas die Kontrolle dabei.

Spaß entspannt

Lachen tut einfach gut. Der Puls steigt, die Durchblutung wird angeregt, die Atemfrequenz sowieso, und der Körper nimmt mehr Sauerstoff auf. Wie Mediziner herausgefunden haben, sinken bei erheiterten Personen der Muskeltonus und der Stresshormonpegel im Blut. Mit anderen Worten: Spaß entspannt.

Globale Lach-Bewegung

Lachyoga setzt auf genau diesen Effekt. Dafür muss man nicht einmal einen Witz reißen, einfach Luft holen und losprusten! Das genügt. Oft nehmen Lachyogi die Arme zu Hilfe, schwingen sie in weitem Bogen und schmettern dazu ein langes »Hahahaha ...« aus dem Bauch heraus. Die Teilnehmer von Lachyoga-Kursen genießen es, herumzualbern und mit anderen in Gelächter auszubrechen. Mit → Yoga im eigentlichen Sinn (S. 46) hat das wenig zu tun. Man nennt es trotzdem so, weil es der indische Arzt Madan

Kataria erfand, um die Selbstheilungskräfte seiner Patienten anzuregen. Von Bombay aus verbreitete sich die Lachyoga-Bewegung rund um den Globus und feiert heute alljährlich am Weltlachtag den heilkräftigen Frohsinn.

So gesund wie Joggen?

Dass es uns beim Lachen derart durchschüttelt, verleitete so manchen Experten zu der Annahme, ein herzhaftes Lachen fördere die Gesundheit ebenso sehr wie fünfzehn Minuten Joggen. Doch abgesehen von diesem (umstrittenen) Fitness-Effekt liefern Humor und Komik vor allem eine andere Geheimwaffe gegen den Stress: Sie stärken die seelische Abwehrkraft. Der fiese Chef, der nervige Nachbar, die böse Schwiegermutter – sie erscheinen »so klein mit Hut«, wenn wir in den Lachmodus umschalten und über sie scherzen können. Das Beste daran: Man kann es lernen!

Witz liegt im Unerwarteten

Psychologen sprechen von »kognitiver Umstrukturierung«, wenn Menschen ihre alten, eingefahrenen Sichtweisen überwinden. Bei Coaching und Psychotherapie geht es oft um nichts anderes. Und auch wer gestresst ist, den beschleichen immer wieder die gleichen negativen Gefühle und Gedanken. Sie abzuschütteln befreit! Allerdings muss man dafür etwas tun. Zum Beispiel ungewöhnliche, humorvolle Szenarien erfinden. Stellen Sie sich den tranigen Schalterbeamten mit überquellendem Waschbärbauch vor oder ihren fiesen Kollegen im Ballettröckchen, den »sterbenden Schwan« mimend. So funktioniert Humor: Ein Witz ist witzig, wenn er eine unerwartete, scheinbar abwegige Wendung nimmt, die Pointe.

Jenseits der gewohnten Denkpfade

Aus dem Muster des Üblichen auszubrechen, macht Spaß. Je skurriler, desto lustiger. Und was bringt das? Es mindert

SPRUCHREIF

Komik entsteht, Witz wird gemacht, Humor hat man.

Sigmund Freud (1856–1938)

das Unbehagen. Auf einmal merkt man, wie übertrieben die eigenen Befürchtungen waren, kann sich von seinen Gefühlen lösen, fasst womöglich Mut zu kreativen Lösungen. Wieso versüßen Sie dem Abteilungsleiter die schlechten Zahlen nicht mit etwas Galgenhumor: »Die gute Nachricht: Das Quartal ist vorbei, das nächste kann nur besser werden!« Oder empfangen unangekündigte Gäste trotz Chaos in der Wohnung lässig bis heiter: »Kommt rein, ihr habt uns gerade noch gefehlt.«

Sich selbst nicht so bierernst nehmen

Stichwort Selbstironie. Sie kann gegen Stress immun machen. Die eigenen Macken mit Humor zu akzeptieren, ist eine Kunst, die nur wenige beherrschen: Sie nehmen sich immer zu viel vor? Besser, als gar nichts auf die Kette zu kriegen. Muss die Präsentation unbedingt heute fertig werden? Da geht wohl der Perfektionist mit mir durch! Aber Vorsicht, aus dem leisen Lachen über sich selbst darf kein »Verlachen« werden. Sie sollen sich zu allem Überfluss nicht noch selber fertig machen. Das Ziel heißt: Auf Distanz gehen zu unbedachten Stressreaktionen.

Humorstrategie für den Alltag

Wie und wann Sie die Humorstrategie am besten einsetzen, kann man nicht pauschal beantworten. Das hängt vom eigenen Temperament und dem der anderen Beteiligten ab, wie auch von der Art des Problems. Aber, was man schon nicht ändern kann, sollte einem nicht unnötig schwer auf der Seele lasten. Stress *hat* man nicht, man *macht* ihn sich! Oder nicht.

Abb. Humor-Übungen

01 fantastisch
02 (selbst-)ironisch
03 klassisch

01

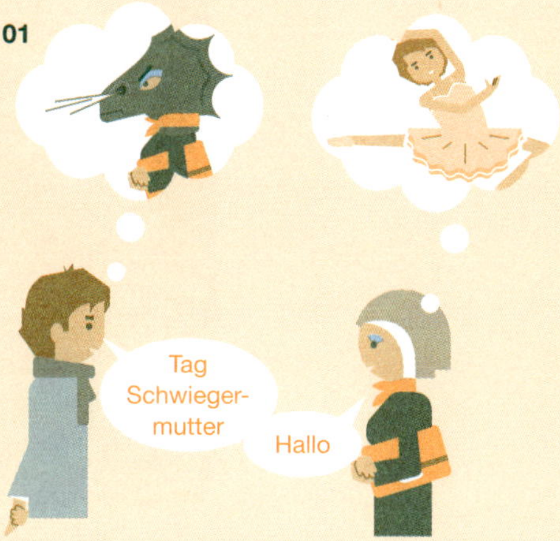
Tag Schwieger-mutter
Hallo

02

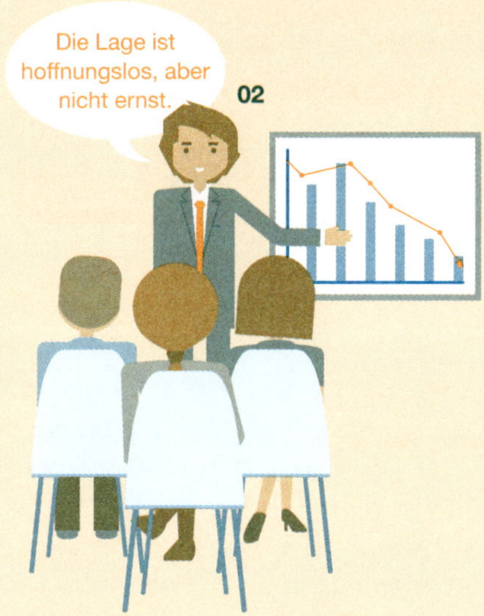
Die Lage ist hoffnungslos, aber nicht ernst.

03

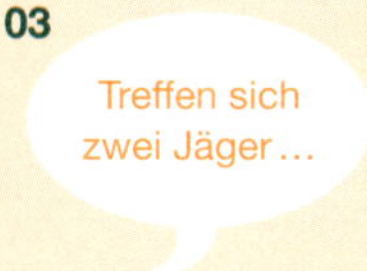
Treffen sich zwei Jäger …

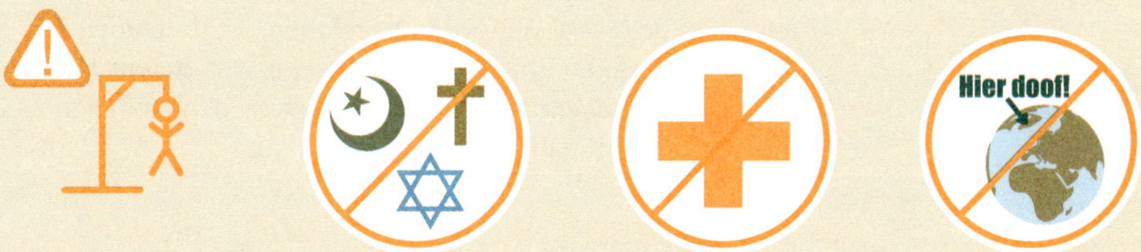
Hier doof!

Achtung bei Galgenhumor & Co.: Sensible Themen wie Religion, Krankheit oder Ethnie kommen nicht bei allen Menschen gleich gut an. Wer politisch korrekt sein will, umschifft sie besser.

Erforscht & Bewiesen

Der Eiswasser-Test
Witzforscher der Uni Zürich fanden heraus, dass Heiterkeit hilft, Schmerzen zu ertragen. Nachdem sich Testpersonen eine Komödie angeschaut hatten, steckten sie jeweils einen Unterarm in einen Eimer voll Eiswasser. Das heftige Stechen, das die Kälte verursacht, hielt länger aus, wer den Film besonders lustig fand.

✔ GETAN

Aus einem notorischen Miesepeter wird so schnell kein Witzbold. Okay. Dennoch können Sie Ihren Sinn für Komik schärfen.

Nehmen Sie ein Blatt Papier und einen Stift zur Hand und beschreiben Sie eine Situation oder einen Menschen, die oder der Ihnen gehörig Respekt einflößt. Das kann vom totalen Alptraum (Nachbars Rottweiler hat Freigang, Meeting mit der Geschäftsführung) bis zu scheinbaren Harmlosigkeiten (»Bist du dicker geworden?«) reichen. Jetzt nehmen Sie sich zehn Minuten Zeit und überlegen (a), was genau Ihnen daran so unangenehm ist, und (b), wie sich dem abhelfen ließe. Notieren Sie Ihre Gedanken!

Horrorszenarien umdeuten

Nehmen wir ein einfaches Beispiel. Ihr Alptraum: »Die superpenible Schwiegermutter schneit unangekündigt herein, während ich gerade die Wäsche der letzten Wochen sortiere.« (Je ausführlicher die Beschreibung, desto mehr Ansatzpunkte liefert sie.) Jetzt kommt das Entscheidende: die komische Umdeutung. Stellen Sie sich das verdatterte Gesicht der Wertesten beim Eintreten vor, während Sie unter dem Wäscheberg begraben liegen und sie mit den Worten empfangen: »Prima, du kannst mir gleich beim Sortieren helfen, das macht dir doch nichts aus?!« Geraten Sie das nächste Mal in eine ähnliche Lage, müssen Sie sich nur noch daran erinnern.

Eine Wendung für alle Fälle

Legen Sie sich nach und nach ein Arsenal von witzigen Wendungen für alle möglichen Gelegenheiten zu. Sie können sich auch einen Standard-Gag für alle Fälle überlegen, eine zum Schreien komische Vorstellung oder einen Spruch, den Sie irgendwo aufgeschnappt haben. Favorit für nervige Endlossitzungen: »Es wurde schon alles gesagt, nur noch nicht von allen.« (Karl Valentin)

Den eigenen Humor erkennen und nutzen

Was finden Sie eigentlich lustig? Dick und Doof oder Woody Allen? Die Simpsons oder Harald Schmidt? Über welche Sitcom können Sie sich totlachen? Sich die eigenen Vorlieben bewusst zu machen, hilft bei der Suche nach entspannendem Witzmaterial. Fragen Sie Kollegen und Freunde nach lustigen Filmen oder Serien. Legen Sie eine DVD-Sammlung mit Ihren Lieblingskomödien und den witzigsten Comedyshows an (→ Top Five der Entspannungsfilme, S. 155).

Lustige Erlebnisse aufschreiben

Wenn Sie gerne schreiben, führen Sie ein Witztagebuch. Halten Sie darin täglich vor dem Schlafengehen fest, was Ihnen heute Witziges untergekommen ist. Sie können auch Cartoons einkleben oder Kalauer aufschreiben. Beim

DER EXPERTE RÄT

Auf Witziges achten, anderen lustige Dinge erzählen oder Cartoons sammeln – das schärft das Gespür, wie viel Komisches im Alltag steckt. Selbst in Dingen, die uns bedrohlich erscheinen.

Dr. Irina Falkenberg, Psychiaterin, Uni Marburg

Nachlesen werden Sie staunen, wie lustig es in Ihrem Alltag zugeht. Wenn es eins gibt, das man immer und überall tun kann, dann ist es lachen. Einfach die Mundwinkel locker machen, Luft holen und gackern. Anfangs mag es ungewohnt sein, so aus heiterem Himmel loszuwiehern. Aber bald kommt es einem so grotesk vor, dass man sich allein darüber schlapp lacht.

Keine Angst vor Albernheit!

Übrigens: Eltern kleiner Kinder lachen leichter, ihr Humor-Coach sitzt schon mit am Frühstückstisch. Vom Ernst des Lebens noch unverdorben, albern die Kleinen herum, was das Zeug hält, und lachen bis zu vierhundertmal am Tag. Davon können sich Mama und Papa eine Scheibe abschneiden.

SOS

Dem Büro-Koller keine Chance

Humor im Job wirkt Wunder. In der größten Hektik macht ein lockerer Spruch umso mehr Eindruck und stärkt das Selbstbewusstsein. Der Trick: Rechtzeitig aus dem Tohuwabohu im Kopf aussteigen. *Die Deadline rückt immer näher? Wenn schon, ist ja nicht das erste Mal! Der Auftraggeber macht Zicken? Der blufft doch!* So schaffen Sie Distanz. Wollen Sie Ihren neu gewonnenen Gleichmut anderen verklickern, sollten sie es positiv formulieren: »Halb so wild, Leute!« Es darf nur nicht so klingen, als wäre Ihnen alles schnuppe. Das kommt beim Chef selten gut an.

GEEIGNET FÜR

...jeden, der sich gern von guter Laune anstecken lässt, aber selbst wenig zu lachen hat.

Sollten Sie den Verdacht hegen, dass ein Großteil Ihrer Alltagsnöte selbst gemacht ist, weil es Ihnen vielleicht an der nötigen Distanz und einer gesunden Schwamm-drüber-Einstellung mangelt, dann ist diese Methode wie für Sie geschaffen. Ob Sie einen Lach-Yoga-Kurs machen, einem Lachclub beitreten oder einfach nur öfter mal einen Lacher einstreuen – Hauptsache Sie entdecken Ihre komische Ader (wieder). Jeder Mensch hat eine, man muss nur den Sorgenberg darüber abtragen.

Info *extra*

- Kompakte Einführung ➜ Gudula Steiner-Junker: *Lachyoga* (Südwest, 2006)
- Das eigene Witzpotenzial entdecken ➜ Michael Titze, Inge Patsch: *Die Humor-Strategie* (Kösel, 2008)
- Theoretische Grundlagen ➜ Ann Elisabeth Auhagen (Hg.): *Positive Psychologie* (Beltz, 2008)
- Mehr Infos zur Lachyoga-Bewegung ➜ www.lachclub.info

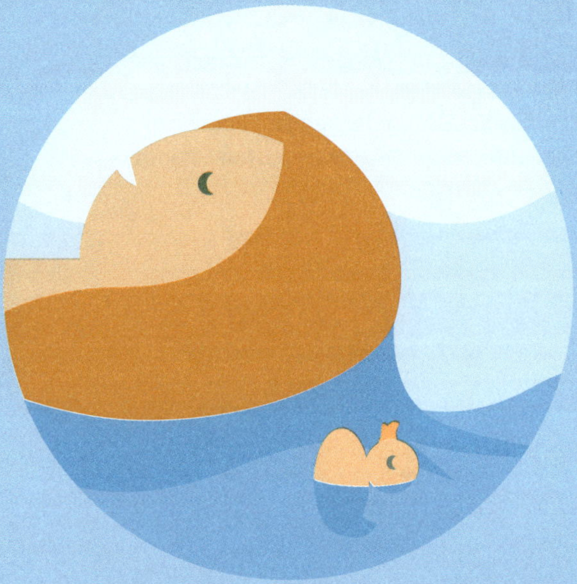

09 Floating

Freischweben im dunklen Wassertank
➜ *schaltet die Sinne ab, entrückt und verzückt*

○ ○ ○ ● ● 3,2,1

SPONTANEITÄTSFAKTOR
niedrig, wenn kein Tank im Hobbykeller steht

● ● ● ● ●

EQUIPMENT
Floaten ohne Floatingtank ist wie Autofahren ohne Reifen

○ ● ● ● ● €

KOSTEN
für Privatleute kaum erschwinglich, besser stundenweise mieten

● ● ● ● ●

IMAGE
das Weltraumabenteuer für Otto Normalo

09

Floating

GESAGT

Das Ding sieht aus wie ein riesiges Ei. Zwei Meter lang und bis zu anderthalb breit. Wenn sich der Deckel öffnet und man ins wadentiefe, warme Wasser steigt, kommt es einem vor wie eine Mischung aus Astronautenkapsel und Nasszelle. Man legt sich hinein, die Luke klappt zu und schon schwebt man schwerelos im stockfinsteren Tank.

Nichts hören, nichts sehen, nichts fühlen

Was für Klaustrophobiker wie ein Höllentrip klingt, ist für die meisten eine Wohltat. Endlich einmal nichts sehen, nichts hören, nichts fühlen – Schluss mit der ständigen Reizüberflutung. Selbst mit einem Sack über dem Kopf und in Watte gepackt wäre so viel Ruhe kaum zu erreichen. Nirgends sonst kommt man dem Nirwana der Sinne näher als im Floatingtank. Vollkommen still ist es darin aber doch nicht. Das Wasser plätschert leise, wenn man sich bewegt, in den Ohren rauscht das Blut.

Perfekter Kokon

Die Salzlösung ist so hoch konzentriert, dass das Wasser den Floater problemlos trägt. Er kann sich darin treiben lassen wie im Toten Meer. Die Temperatur ist mit knapp 35 Grad genau auf die unserer Außenhaut abgestimmt. Nicht zu warm und nicht zu kalt, wie ein perfekter Kokon. Im Inneren des Tanks befinden sich drei Schalter: einer fürs Licht, einer, um den Deckel zu öffnen, und ein Notknopf.

Was passiert, wenn der Input fehlt?

Erfunden haben das Ganze – klar – die Amerikaner. Genauer gesagt, der Mediziner John Lilly vom *National Institute of Health* in Bethesda (USA), der mit solchen Tanks Mitte der 1950er Jahre die Effekte »sensorischer Deprivation« erforschte. So nennen Wissenschaftler das Ausschalten sämtlichen äußeren Inputs. Was passiert, wenn man Menschen längere Zeit auf Entzug setzt? Empfinden sie es als belastend, verwirrt es ihren Geist, schlägt es ihnen aufs Gemüt? Im Gegenteil, stellte Lilly überrascht fest: Selbst nach ein bis zwei Stunden in der Dunkelkammer fühlten sich seine Testkandidaten pudelwohl, erfrischt, wie neugeboren. Daher auch der Name, auf den die Erfindung später getauft wurde: »Restricted Environmental Stimulation Technique«, kurz: REST (auf Deutsch: »ausruhen, entspannen«).

Kultobjekt der New-Age-Szene

Gelegentlich ist auch vom *Samadhi*-Tank die Rede – das Wort stammt aus dem Sanskrit und bedeutet »Sammlung des Geistes«. Die amerikanische New-Age-Szene hat den Floating-Tank zu einem wahren Kultobjekt erhoben, wozu Lillys überschwängliche Erfahrungsberichte viel beigetragen haben. Laut seinem Erfinder öffnet Floating den Geist für andere, höhere Bewusstseinszustände. Studien an verschiedenen Patientengruppen bestätigten zumindest einen Wohlfühleffekt.

Allzweckwaffe für Körper und Geist

Mit Floating lassen sich Bluthochdruck, Ängste, Schlaflosigkeit, Menstruationsbeschwerden, Rheuma und chronische Schmerzen lindern. Der Pegel von Stresshormonen wie Cortisol oder Noradrenalin im Blut sinkt beim Floaten ebenso wie die Muskelspannung. Selbst Kreativität und die geistige Belastbarkeit profitieren davon. Wird die Außenwelt komplett ausgeblendet, wendet sich die Aufmerksamkeit nach innen. Und dort findet sich mancher verborgene Schatz: Ideen, Pläne, Geistesblitze. Relaxen und sich gleichzeitig von einer neuen Seite kennen lernen – das macht den Reiz des Floating aus.

09

Floating

✔ GETAN

Wer floaten will, braucht einen Tank. Der kostet 10 000 bis 15 000 Euro. Eine ziemliche Investition für den heimischen Hobbykeller. Und dass ständig die Nachbarn auf der Matte stehen, um sich wegzubeamen, will man vielleicht auch nicht unbedingt haben. Besser, Sie gehen dorthin, wo ein Tank steht – zum Beispiel in eines von bislang acht Floating-Centern in Deutschland und der Schweiz (→ Info extra, S. 116*) oder in eine entsprechend ausgestattete Wellnesspraxis oder Klinik. Eine Stunde im Tank schlägt mit 40 bis 80 Euro zu Buche. Die Krankenkassen tragen die Kosten allerdings nicht.*

Floaten ohne Zeitgefühl

Am Anfang ist es schon ein bisschen unheimlich, so sehr von allen äußeren Reizen abgeschirmt zu sein. Nach etwa einer Viertelstunde stellt sich dann meist ein wohliges Gefühl ein: Das Wasser erscheint fest wie ein Gelkissen, die Muskeln entspannen sich, die Gedanken kommen zur Ruhe. (Tatsächlich kann man im Tank getrost einschlafen, Untergehen ist ausgeschlossen.) Dann geht Merkwürdiges vor sich. Viele Floater sehen bunte Schlieren, Lichter, ganze Bilder ziehen an ihrem inneren Auge vorbei. Mancher hört sogar Stimmen. Rund 90 Prozent der Floater verlieren ihr Zeitgefühl. Wenn sich nach einer Stunde der Deckel öffnet, meinen sie, sie seien gerade erst hineingestiegen.

Linderung nach wenigen Stunden

Innerhalb von Minuten sinken körperliche Erregungswerte wie Blutdruck, Muskelspannung sowie der Stresshormonpegel im Blut. Laut klinischer Studien ist Floating ein wirksames Mittel gegen »stressnahe« Probleme wie Herzrasen, Schlaflosigkeit, Ängste, rheumatische Beschwerden oder PMS. Oft reichen schon wenige Floatingstunden, um Span-

Abb. Der Zaubertank

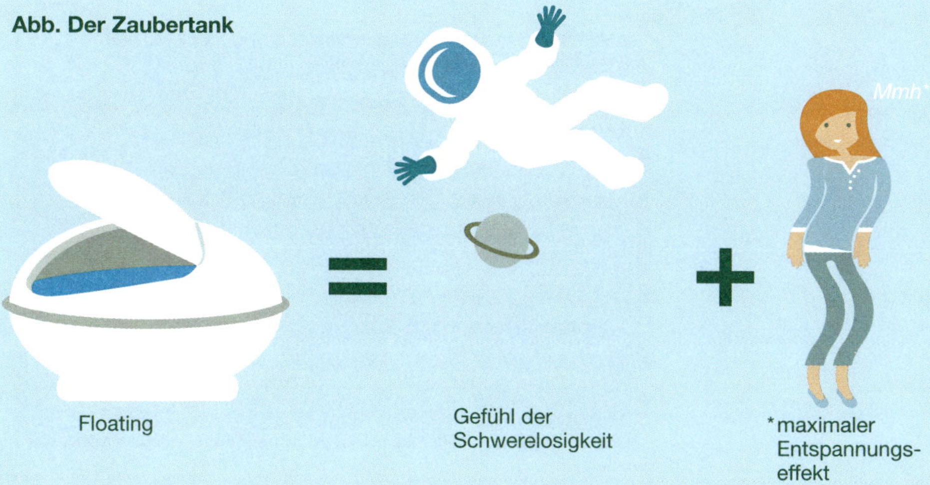

nungskopfschmerz sowie Rücken- oder Gelenkschmerzen zu lindern. Wärme, Ruhe und Entspannung arbeiten dabei Hand in Hand.

Nebenwirkungen unbekannt

In der Regel genügt eine Floatingstunde pro Woche, um sich im Alltag ausgeglichener und frischer zu fühlen. Testen Sie es zwei oder drei Wochen lang und ziehen Sie dann eine Zwischenbilanz. Wenn Sie im Warmwasserbad regelmäßig einschlafen, ist das an sich kein Problem. Wer dabei allerdings wach bleibt, kann das ungewöhnliche Erlebnis besser auskosten. Das Schlimmste, was im Tank passieren kann, ist – nichts! Unerwünschte Nebenwirkungen sind nicht bekannt.

Erforscht & Bewiesen

Erfrischende Auszeit
In einer Untersuchung der *Medical School of Ohio* (USA) bekundeten mehr als 90 Prozent der Teilnehmer eines Floatingkurses, die Auszeit im Tank habe ihnen gut getan. Viele berichteten von einer gelösten, positiven Stimmung. Floating verbesserte außerdem die geistige Frische und räumliche Vorstellungskraft der Freiwilligen.

GEEIGNET FÜR

... Experimentierfreunde, die offen sind für neue Erfahrungen fern des Alltäglichen und nicht unter Klaustrophobie leiden.

Es gibt nichts Besonderes zu tun oder zu üben, nur das »innere Schauspiel« zu bestaunen, das die Sinne mangels Anregung von außen aufführen. Probieren Sie's aus!

Info *extra*

- Fünf Forscher berichten ➜ John C. Lilly u. a.: *Ohne Schwerkraft. Das Floating-Erlebnis* (Nachtschatten, 2003)
- Floatinganbieter im deutschsprachigen Raum ➜ www.float.de
- Infos und Listen von »Floatarien« ➜ www.joergo.de/tank

Abb. Beschwerden ade

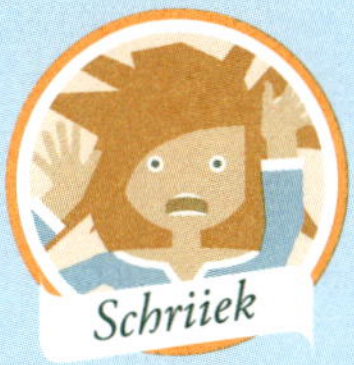

→ Angstzustände

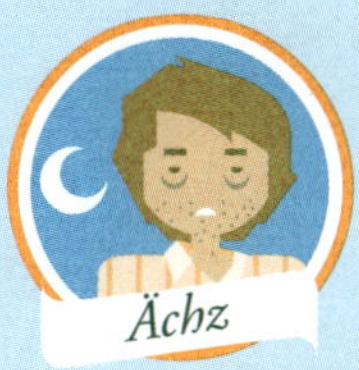

→ Schlaflosigkeit

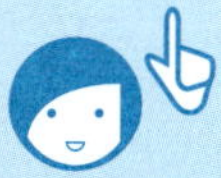

Zu Risiken und Nebenwirkungen fragen Sie Ihren Arzt oder erkundigen Sie sich beim Floating-Anbieter

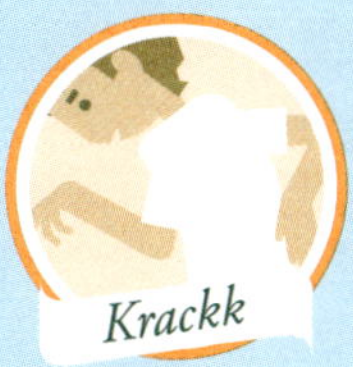

→ Rheumabeschwerden

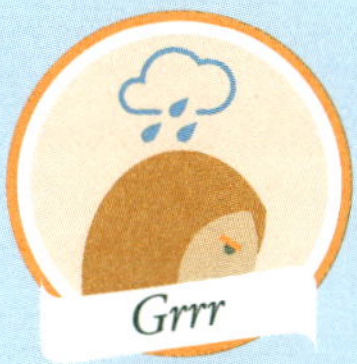

→ PMS

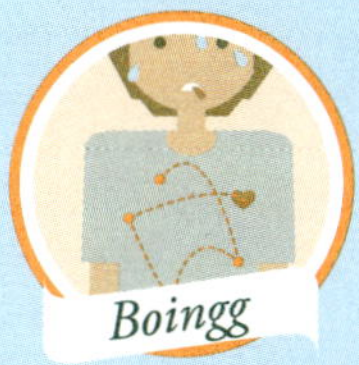

→ Herzrasen

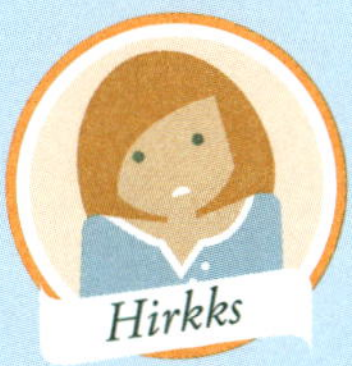

→ Muskelspannung

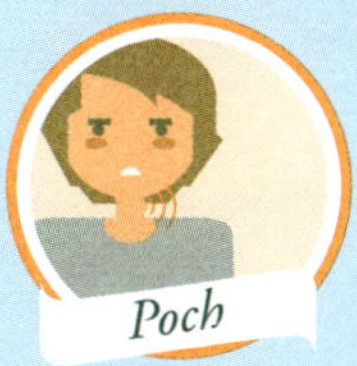

→ Bluthochdruck

→ Kopfschmerzen

Floating ersetzt keine medizinische Behandlung oder Psychotherapie. Wer unter quälenden Symptomen leidet, die das tägliche Leben einschränken, sollte fachkundigen Rat suchen.

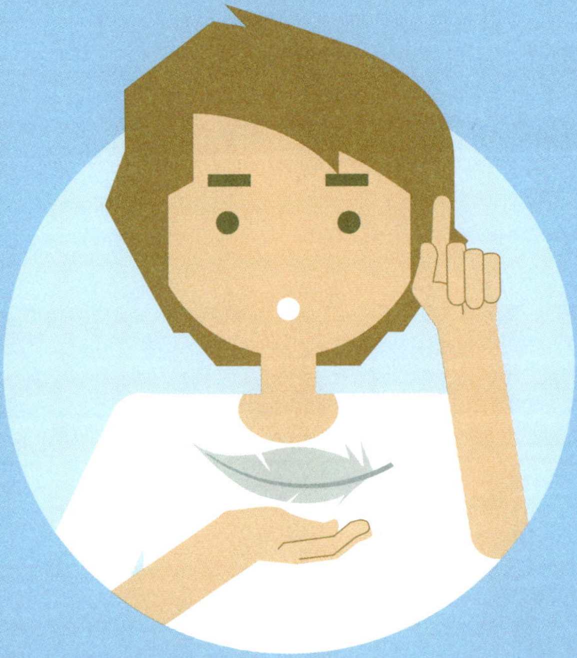

10 Achtsamkeit

Ostwestliche Meditationsform gegen Trübsinn und Verzettelungswut
→ *schärft den Sinn fürs Wesentliche*

○ ● ● ● ● (3,2,1)

SPONTANEITÄTSFAKTOR
hoch, wenn die Basisübungen einmal sitzen

○ ○ ○ ○ ●

EQUIPMENT
nicht der Rede wert, eine Rosine kann schon reichen

○ ○ ○ ○ ● (€)

KOSTEN
eher gering, von Etepetete-Kloster-Seminaren abgesehen

● ● ● ● ●

IMAGE
total angesagt

10 Achtsamkeit

GESAGT

Montagmorgen, acht Uhr. Auf dem Weg zur Arbeit stehen Sie mal wieder im Stau, und das Einzige, was rast, sind Ihre Gedanken: Macht hinne da vorn! Was hupt der denn jetzt? Gott, hab ich etwa den Herd angelassen?! Was einem eben so durch den Kopf schießt. Immer und überall. Haben Sie schon mal davon geträumt, aus dieser Gedanken-Achterbahn auszusteigen, ganz im Hier und Jetzt zu sein? Das ist das Ziel der Achtsamkeitsmeditation.

Schräger Name, gute Sache

Achtsamkeit? Klingt schräg – ist aber eine tolle Sache für Entspannungssuchende. Besonders für solche, die ein bisschen innere Einkehr nicht scheuen. Doch der Reihe nach: Achtsamkeit ist die etwas verunglückte Übersetzung für das englische *mindfulness*, was so viel heißt wie »Bewusstheit« oder »Konzentration«. So nannte der US-Mediziner Jon Kabat-Zinn sein Anti-Stress-Training, das er Ende der 1970er Jahre entwickelte: *Mindfulness Based Stress Reduction*, kurz MBSR. Heute leitet Kabat-Zinn das *Center for Mindfulness* an der *University of Massachusetts* (USA), jettet als gefragter Kursleiter und Redner um den Globus und wirbt für seinen Mix aus Relax-Training und Buddhismus.

Die Dinge »gut sein lassen«

Im Wesentlichen geht es bei der Achtsamkeit darum, die eigene Aufmerksamkeit so gut wie möglich zu konzentrieren: auf den Körper oder Atem, den Geschmack einer Rosine oder (für Meditationsprofis) den Fluss der eigenen Gedanken. Und das, ohne zu bewerten! Die Dinge so sein lassen, wie sie sind, offen und aufmerksam beobachten, ohne alles gleich in »gut« oder »schlecht« einzuordnen – das macht gelassener. Ein Zustand völligen, interesselosen Versenkens ist das Ideal der Achtsamkeit.

Coaching statt Räucherstäbchen

Das klingt Ihnen zu esoterisch? Ein bisschen Lust auf geistige Selbsterfahrung braucht es in Sachen Achtsamkeit schon. Doch gibt es mittlerweile viele praktisch orientierte Coachings – ganz ohne Guru und Räucherstäbchen. Dabei wenden Sie sich Ihren Empfindungen und Gedanken intensiv zu und versuchen sich ihrer möglichst bewusst zu sein. Von »den Geist abschalten« kann also keine Rede sein. Die Suche nach dem Nirwana können Sie getrost den New-Age-Freunden überlassen.

Nur nicht aufregen!

Üblicherweise beginnt eine Achtsamkeitsstunde mit leichten Aufwärmübungen, die den Körper sanft aktivieren und der Gefahr des Einschlafens vorbeugen. Dennoch geht kaum eine Gruppensitzung vorüber, ohne dass es aus irgendeiner Ecke schnarcht. Gerade Meditationsanfänger entschwinden beim Versuch, ihre mentalen Energien zu sammeln, schnell ins Reich der Träume. Aber auch hier gilt: Akzeptieren, wie es ist – nicht aufregen, sondern gut sein lassen! Oder vorsorglich ein Einzeltraining machen.

Wohlwollende Gedanken

Apropos, Achtsamkeitstraining sollte zunächst unter Anleitung erfolgen. Die erste Erfahrung, die die meisten Meditationsanfänger machen, lautet: »Ich wusste gar nicht, wie anstrengend es ist, nichts zu tun.« Einfach hinsetzen und sich konzentrieren, klingt banal – will aber gelernt sein. Doch es lohnt sich! Wer seine Gedanken zügeln und in »wohlwollende« Bahnen lenken kann, der profitiert gleich mehrfach davon. Achtsamkeit hilft, sich im Alltag auf das Wesentliche zu konzentrieren und die Welt sinnlicher wahrzunehmen. Das beschert oft überraschende Glücksmomente: Schon der Schluck Wasser oder die Erdbeere auf der Zunge werden zum Erlebnis. Achtsamkeit stärkt auch die

DER EXPERTE RÄT

Meditieren hilft, den eigenen Körper besser wahrzunehmen. Wir sollten darauf achten, uns und unserer Umgebung aufmerksamer zu begegnen, ohne alles sofort zu bewerten.

Achtsamkeitsmediziner Jon Kabat-Zinn

Fähigkeit, Ablenkungen auszublenden. Und je stabiler die inneren Scheuklappen sind, desto eher ist man vor Stress und Hektik gefeit.

Erforscht & Bewiesen

Achtsamkeit fürs Gehirn
Nach zehn Wochen Achtsamkeitstraining zeigten Freiwillige gleichmäßigere Hirnströme als vorher. Das hat US-Forscher Richard Davidson herausgefunden. Jene Teile des Denkorgans, die für Konzentration und Selbstwahrnehmung zuständig sind, waren nach dem Üben stärker durchblutet – besonders in der rechten Hirnhälfte. Deren Aktivität fördert Glücksgefühle.

✔ GETAN

Alles, was Sie fürs Meditieren benötigen, ist ein stiller Raum und bequeme Kleidung (T-Shirt, Trainingshose, nicht zu dicke Socken). Es sollte Sie nichts kneifen oder drücken. Wenn nötig, polstern Sie den Boden mit einer weichen Unterlage, einer Decke oder Isomatte. Sie sollten weder schwitzen noch frösteln, meiden Sie Lärm und direktes Sonnenlicht. Leise Musik oder die beruhigende Stimme des Trainers – notfalls vom Band – helfen, innerlich zur Ruhe zu kommen.

Fahrplan zum Ich

01. Lockeres Aufwärmen

Los geht's mit ein paar leichten Lockerungsübungen: Gut geeignet sind die Figuren »Hund« und »Katze« oder der »Sonnengruß« aus dem → Yoga, S. 52. Sie dehnen und lockern den Körper und bringen gleichzeitig das Blut sacht in Wallung. So sind Sie gerüstet für die folgende geistige Herausforderung. Legen Sie sich nun flach auf den Rücken. Atmen Sie mehrmals ruhig aus und ein. Achten Sie darauf, die Luft langsam und tief einzusaugen und gleichmäßig wieder auszuatmen.

02. Von Kopf bis Fuß

Die erste Übung heißt »Bodyscan«. Hierzu wandern Sie mit dem inneren Auge über Ihren Körper. Angefangen bei den Fußsohlen über Beine, Rumpf und Kopf bis hinauf zum Scheitel. Versuchen Sie, Ihr Empfinden in dem jeweiligen Körperteil intensiv wahrzunehmen. Sind Ihre Füße warm oder kalt? Spüren Sie die Schwere Ihrer Beine? Rumort es im Bauch? Hören Sie das Rauschen des Atems beim Luftholen! Ein Bodyscan dauert etwa zehn Minuten.

03. Die Sitzmeditation

Danach geht es ans Eingemachte: Richten Sie den Oberkörper auf und setzen sich möglichst bequem auf den Boden. Wer einen Lotussitz mit überkreuzten Beinen nicht hinbekommt, geht besser in den Schneidersitz oder hockt sich auf die Unterschenkel. Aufgepasst: Diese Position darf Ihnen nicht das Blut in den Beinen abschnüren! Schließlich wollen Sie sich auf anderes konzentrieren als das schmerzhafte Kribbeln eingeschlafener Glieder.

NAHE VERWANDTE

Neben den Achtsamkeitsübungen gibt es weitere Meditationstechniken, vor allem aus fernöstlichen Traditionen, aber auch dem Christentum (Rosenkranz beten). Dabei spielen das monotone Aufsagen bestimmter Formeln oder wiederkehrende Bewegungen eine große Rolle – zum Beispiel beim tiefen Atemschöpfen des »Pranayama«, einer Variante des Zen. Die aus Indien stammende »Transzendentale Meditation« (TM) setzt den Aufmerksamkeitsfokus auf einzelne Laute wie das klassische »Ohmmmm«. Auch Mantren wie sie beim → Yoga (S. 46) rezitiert werden, wirken entspannend.

03. Innere Sammlung

Jetzt heißt es, sich konzentrieren. Nur, worauf eigentlich? Die gute Nachricht: Sie haben die freie Wahl. Die schlechte: Sie müssen sich entscheiden! Ins Blaue hinein zu meditieren bringt nichts. Für Anfänger empfiehlt sich zum Beispiel der eigene Atem als Konzentrationsfokus. »Dein Atem ist ein Anker, der dich immer wieder ins Hier und Jetzt zurückholt.« Solche einprägsamen Bilder, betont langsam gesprochen oder still vor sich hingedacht, unterstützen die innere Versenkung. Wie bei allen Achtsamkeitsübungen sollten Sie auch hier auf Ruhe achten. Beenden Sie die Übung, sobald Sie merken, dass Ihnen die Konzentration abhandenkommt. Hunger, Durst oder Müdigkeit sollten Sie keinesfalls ignorieren, sondern zum Anlass für eine Pause nehmen.

04. Im Gehen meditieren

Eine weitere bewährte Übung ist die Gehmeditation. Setzen Sie damit nach einer kurzen Pause die Achtsamkeitssitzung fort: Bewegen Sie sich extrem langsam durch den Raum – etwa so flink wie ein Faultier mit vollem Bauch. Schließen Sie die Augen und achten Sie darauf, die Füße sorgsam abzurollen (barfuß oder auf Socken). Widmen Sie Ihre maximale Aufmerksamkeit dem Kontakt zum Boden, vom Eindrücken des Untergrunds in die Sohle bis zum Verlagern des Körperschwerpunkts. Achtung: Nicht gegen die Wand oder einen Mitmeditierer stoßen!

Bewusster erleben

Ein kompletter Durchgang von Bodyscan, Sitz- und Gehmeditation dauert mit Zwischenpausen maximal eine Stunde. Danach sollten Sie einigermaßen geschafft, aber locker und gelöst sein. Wenn nicht, haben Sie sich nicht voll konzentriert – versuchen Sie es am nächsten Tag einfach noch

Abb. Ruhig, Brauner!

01 ruhiges Eckchen suchen
02 Gedanken vorbeiziehen lassen
03 Atem als Anker benutzen

01

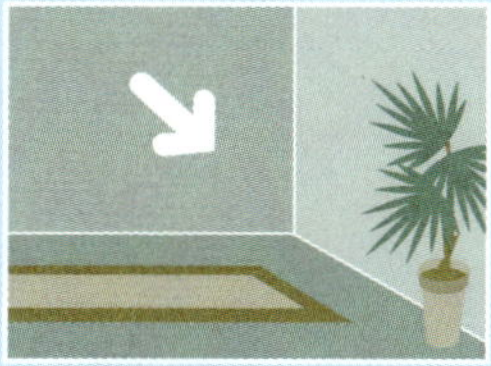

02

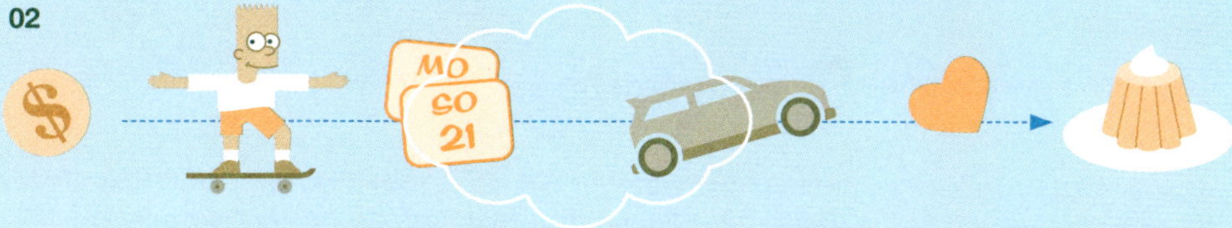

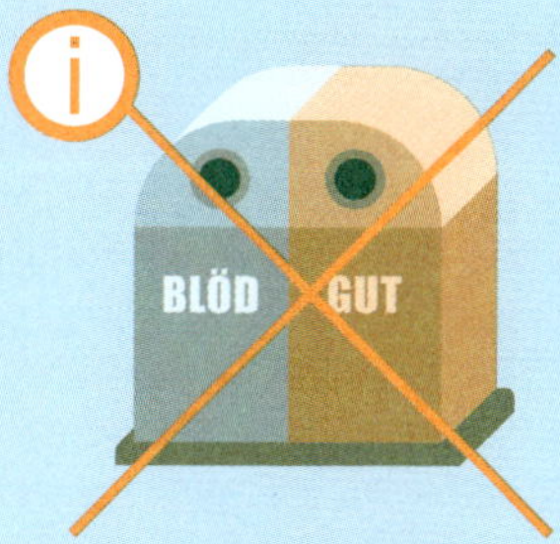

03

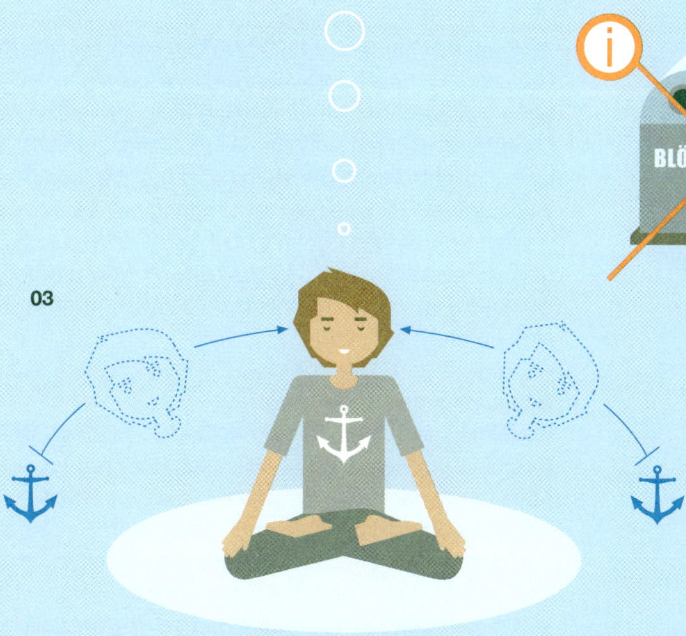

Versuchen Sie Ihre Gedanken einfach vorbeiziehen zu lassen, ohne deren Inhalt in »gut« oder »schlecht« einzuordnen. Das stärkt die innere Gelassenheit im Alltag.

einmal. Fortgeschrittene können die Achtsamkeitsübung auf alltägliche Tätigkeiten ausdehnen: Morgens beim Zähneputzen die Augen schließen und allein auf den minzigen Geschmack der Paste achten. Oder in der Mittagspause ein Reiskorn aus dem Essen fischen und es sich auf der Zunge »zergehen lassen«. Fünf Minuten genügen vollkommen. Lassen Sie sich von den Blicken Ihrer Kollegen nicht beirren! Die wissen gar nicht, was ihnen entgeht.

GEEIGNET FÜR

... alle, die nicht einfach nur Entspannung, sondern auch innere Sammlung und Selbsterfahrung suchen.

Achtsamkeit ist keine bloße Mentaltechnik, sondern eine Haltung. Die beschriebenen Übungen lassen sich dabei ohne viel Aufhebens in den Alltag integrieren. Die Wirkung regelmäßigen Achtsamkeitstrainings verblüfft selbst eingefleischte Nicht-Meditierer: Die meisten berichten von wachsender Gelassenheit im Umgang mit den kleinen und großen Sorgen des Lebens, über größere Wertschätzung gegenüber sich selbst und der Umwelt. Wer aufmerksam und bewusst wahrnimmt, was um ihn herum geschieht, hat einfach mehr vom Leben.

SPRUCHREIF

Die Gedanken vieler Menschen hetzen von einem Gegenstand zum nächsten. Wahres Glück liegt darin, konzentriert und offen zu sein!

Dalai Lama

Achtsam gegen Schwermut

Regelmäßiges Üben mindert außerdem nachweislich die Neigung, über eigene Befindlichkeiten zu brüten, wie es etwa für Menschen mit Depressionen typisch ist. Achtsamkeitstraining wird deshalb auch erfolgreich zur Behandlung von Schwermut und Stimmungsschwankungen eingesetzt. Ob Sie müde sind oder traurig, angespannt oder aufgekratzt, nehmen Sie es einfach möglichst wohlwollend an: In der Ruhe liegt die Kraft!

SOS

Achtung, fertig – achtsam!
Vor einer Prüfung oder Ansprache schlottern manchem die Knie, und im Bauch grummelt es bedenklich. Was tun? Steigen Sie bewusst einen Moment aus! Suchen Sie sich ein ruhiges Eckchen, stellen Sie sich entspannt hin, schließen Sie die Augen und atmen dreimal tief durch. Nun nehmen Sie einen Schluck Wasser oder legen sich eine Rosine oder ein Bonbon auf die Zunge. Nicht herunterschlucken, sondern den Geschmack genau wahrnehmen! Alternativ: Barfuß über ein Rasenstück gehen und dabei jeden Grashalm fühlen.

Info *extra*

- Für Experten ➜ Ulrike Anderssen-Reuster: *Achtsamkeit in Psychotherapie und Psychosomatik* (Schattauer, 2007)
- Für Interessierte ➜ Jon Kabat-Zinn: *Im Alltag Ruhe finden – Meditationen für ein gelassenes Leben* (Fischer, 2007)
- Für Ausprobierer ➜ Claus Derra: *Achtsamkeit – Die besten Übungen für den Alltag* (Trias, 2009)
- Institut für Achtsamkeit und Stressbewältigung ➜ www.institut-fuer-achtsamkeit.de

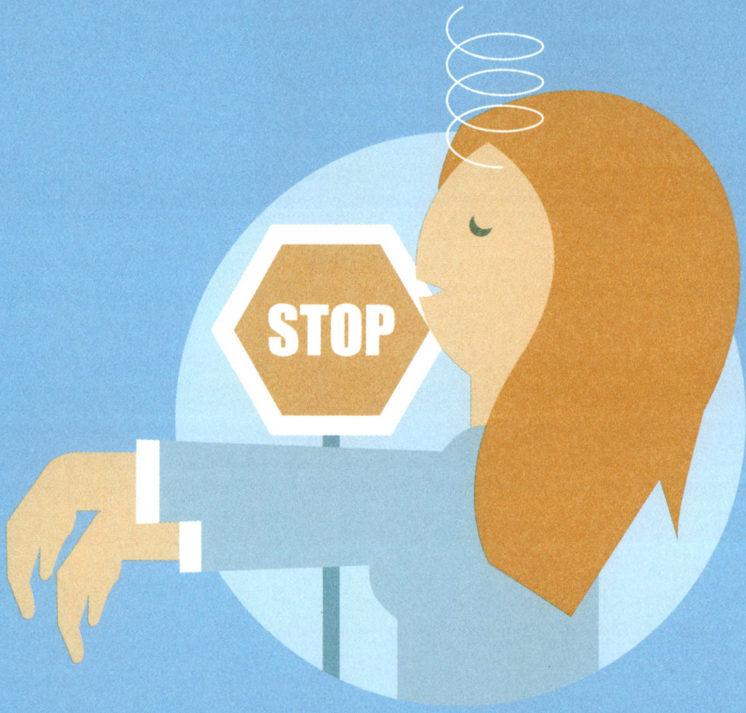
STOP

11 Hypnose

Kontrollierte Trance, die für Suggestionen öffnet
➜ *mindert Schmerzen, Unruhe und Ängste*

○ ○ ● ● ●

SPONTANEITÄTSFAKTOR
mittel, Hypnotiseur Ihres Vertrauens vorausgesetzt

○ ○ ○ ○ ●

EQUIPMENT
beim Pendelmeister all-inclusive

○ ● ● ● ●

KOSTEN
eher hoch, da fachkundige Anleitung unentbehrlich

○ ● ● ● ●

IMAGE
hollywoodreif mit leichtem Gruselfeeling

11 Hypnose

GESAGT

Das Pendel schwingt hin und her, Ihr Blick folgt ihm wie magisch angezogen. Ihre Augenlider hängen tief, während der mysteriöse Mann im Ledersessel mit monotoner Stimme spricht. Ruhig, aber bestimmt fordert er Sie auf, sich ihm vollkommen anzuvertrauen. Ihr Arm hebt sich, ohne dass Sie es wollen, da macht es ratsch! – und der Film reißt. Auf einmal wird Ihnen klar, dass es so was nur im Zirkus gibt. Kaum eine Anti-Stress-Methode wird von so vielen Missverständnissen verklärt wie die Hypnose. Die einen halten sie für Hokuspokus, die anderen fürchten, ein willenloses Instrument des Hypnotiseurs zu werden. Beides ist Unsinn.

DER EXPERTE RÄT

Hypnotische Trance ist ein Zustand extrem fokussierter Aufmerksamkeit, am ehesten vergleichbar dem Schlafwandeln. Um damit Ängste, Schmerzen oder Schlafstörungen zu lindern, sollte man sich an einen Arzt oder Psychologen wenden, der als Hypnotherapeut lizensiert ist.

Prof. Dirk Revenstorf, Leiter des Milton Erickson Instituts für klinische Hypnose

Jederzeit Herr der Lage

Im Zustand der Hypnose ist man zwar irgendwie ein bisschen entrückt, aber doch in aller Regel bei Verstand und jederzeit in der Lage auszusteigen. Sigmund Freud kritisiert die Hypnose, weil sie den Patienten in eine passive Opferrolle dränge. Hier irrte der Meister der Seelenkunde und strickte unfreiwillig an dem Mythos mit, der das Verfahren bis heute umweht.

Frühe Vorläufer

Im 18. Jahrhundert machte Franz Anton Mesmer (1734–1815) mit seiner Lehre vom »Thierischen Magnetismus« Furore. Demnach beherrsche ein unsichtbares Fluidum unsere Lebensfunktionen, was der charismatische, zeitweise größenwahnsinnige Mesmer in öffentlichen Seancen zu demonstrieren pflegte. Im Grunde nichts anderes als geschickt inszenierte (Gruppen-)Hypnosen. Trancezustände, oft in Kombination mit allerlei Drogen, waren bis zur Erfindung der Narkose Mitte des 19. Jahrhunderts die einzige Methode, um akute Schmerzen etwa bei Operationen zu lindern.

Anerkannte Wirksamkeit

Bis heute wird Hypnose zur Behandlung von Kopf-, Rücken-, und Gelenkschmerzen eingesetzt. Erfolg verspricht sie außerdem bei Schlafstörungen, Panikattacken, Sucht, Essstörungen, Inkontinenz und bei Magen-Darm-Problemen. Der Wissenschaftliche Beirat Psychotherapie (ein Expertengremium, das Empfehlungen zu Behandlungsverfahren abgibt) bescheinigte der Hypnose hohe Wirksamkeit.

Gedankenstrom lahm legen

Der Clou an der Methode: Sie legt den natürlichen Strom der Gedanken lahm. Unsere Aufmerksamkeit, die sonst je nach vorhandenen Reizen und Assoziationen von hier nach dort wandert, tritt dann auf der Stelle. Das macht den Weg frei für Einflüsterungen von außen, und damit für neue Denk- und Verhaltensmuster, die sich am Zensor im Kopf vorbeischleichen. Doch längst nicht jeder ist hypnotisierbar. Etwa einer von zehn Menschen reagiert überhaupt nicht auf Pendelschwünge oder suggestive Mantren wie »Ihre Augenlider werden schwer!« Der Grund für diese Resistenz ist bis heute ein Rätsel.

Auf die Suggestionen kommt es an

Wie entspannend eine Hypnose wirkt, hängt hauptsächlich vom Inhalt der Suggestionen ab, jener Appelle aus dem Mund des Hypnotiseurs. Dieser kann den Hypnotisierten allerdings zu nichts bewegen, was der nicht will. So leicht ist das Ich nicht auszuhebeln. Der Patient kann aus der Trance aussteigen, wenn er sich unwohl fühlt. Sie ist letztlich nur ein mit professioneller Unterstützung herbeigeführter Zustand erhöhter Konzentration. Allerdings können dabei intime Details aus dem Leben oder der Gefühlswelt des Hypnotisierten ans Licht kommen. Deshalb gehört die Hypnose in die Praxis eines vertrauenswürdigen Hypnotiseurs und nicht in öffentliche Vorführungen.

ACHTUNG

Die Deutsche Gesellschaft für Hypnose und Hypnotherapie warnt vor Showhypnotiseuren, die diese Methode immer wieder in Verruf bringen.

Hypnose

Positive Effekte

Richtig eingesetzt wirkt Hypnose beruhigend auf den Organismus: Blutdruck, Puls und Atemfrequenz sinken. Auch der Spiegel der Stresshormone im Blut und die Aktivität der Kontrollzentren im Gehirn sinken. Psychische Effekte der Trance stellen sich ebenfalls rasch ein: Hypnotisierte sind nicht ausgeknockt, sondern erkunden ruhig und gelassen einen außergewöhnlichen mentalen Zustand.
Derartige Erfahrungen steigern häufig auch das Selbstwertgefühl und bringen gut drauf. Die Do-it-yourself-Variante der Selbsthypnose ähnelt dem → Autogenen Training (S. 90). Hier richtet sich das innere Auge auf konkrete, oft wiederholte Vorstellungen, die mit dem Körperempfinden zu tun haben. Der Übende lenkt seine volle Aufmerksamkeit auf den betreffenden Körperteil.

✔ GETAN

Das Schöne an der Hypnose ist, dass man (fast) nichts dabei tun muss! Einfach hinsetzen oder -legen, es sich bequem machen und den Instruktionen des Hypnotiseurs folgen. Eine Portion guten Glauben sollte man schon mitbringen. Lassen Sie Misstrauen und Skepsis zu Hause!

Andererseits müssen Sie natürlich nicht jeden Firlefanz mitmachen. Das Vertrauen zum Hypnotiseur und in seine Fähigkeit lotet man am besten beim ausführlichen Vorgespräch aus, in dem Ziel und Inhalt der Trance-Sitzungen geklärt werden. Ein Profi erkundigt sich nach Ihren genauen Wünschen und Erwartungen und sagt offen, was er nicht leisten kann. Ungeduldige Hypnotiseure sind meistens schlechte. Sollten sich bei Ihnen irgendwelche Zweifel einstellen, blasen Sie das Ganze ruhig ab. Alles andere wäre Geldverschwendung.

SPRUCHREIF

Alles, was fasziniert und die Aufmerksamkeit fesselt, kann man hypnotisch nennen.

Milton H. Erickson (1901–1980), Psychiater und Hypnotherapeut

Abb. Eine Dosis Hypnosis

01 bewährte Technik (one to one)

02 unseriöse Techniken

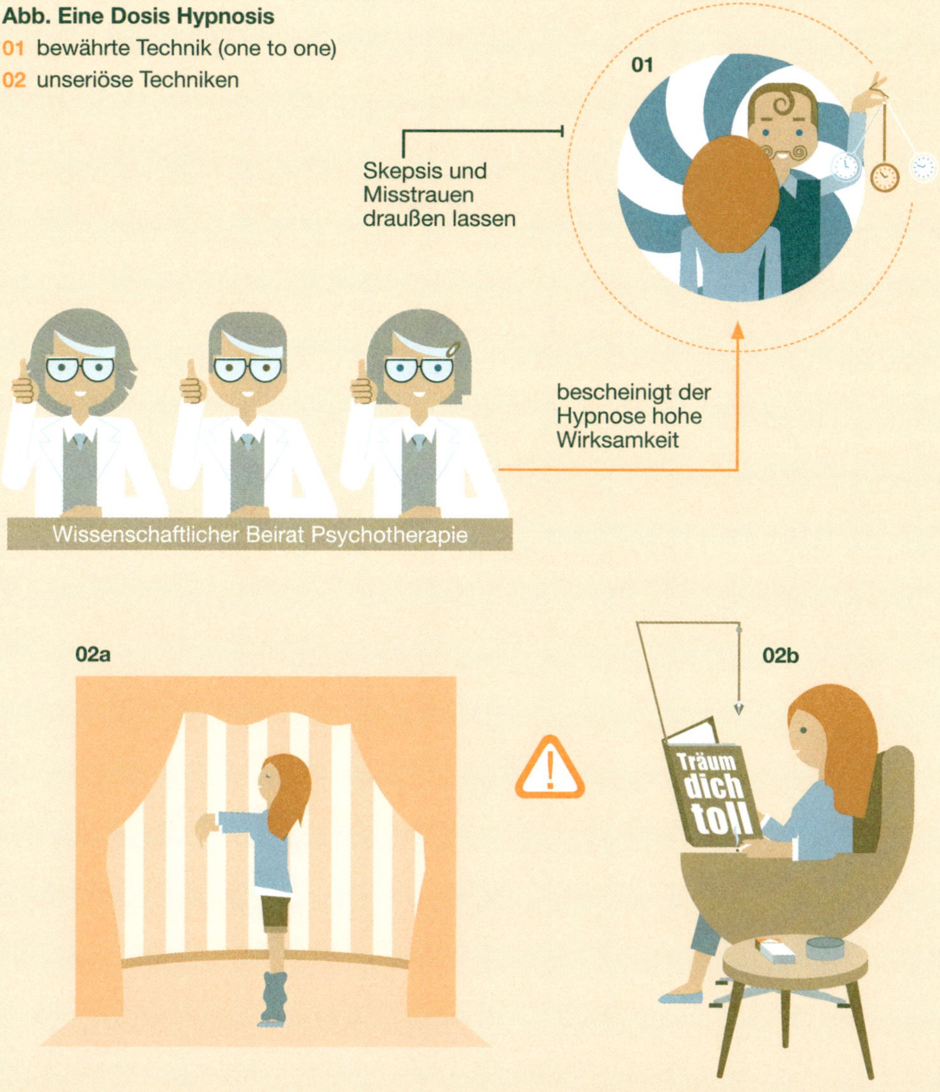

02a Achtung vor öffentlichen Trance-Events: Hypnose dient hier der Show und nicht dem Wohl des »Vorgeführten« **02b** Hände weg von Hypnose-Ratgebern, die aus Ihnen einen neuen Menschen machen wollen

Drei-Phasen-Lehre

Üblicherweise unterscheidet man drei Phasen einer Hypnosesitzung: Einleitung, Vertiefung und Rücknahme. Die oberste Devise lautet: Lassen Sie sich Zeit! Sie sollen nicht auf Kommando in andere Sphären entfleuchen. Anfänger brauchen oft eine Weile, um warm zu werden. Die Einleitung dauert mindestens zehn Minuten. Abschalten, zur Ruhe kommen, sich von der Stimme des Behandelnden leiten lassen.

In der anschließenden Vertiefung können je nach Erfahrung und gesetzten Zielen verschieden tiefe Trance-Zustände erreicht werden. Dabei kommen mündliche Suggestionen ebenso zum Einsatz wie beruhigende Vorstellungsbilder (»Ihr Puls ist ein langer, ruhiger Fluss«) oder Erinnerungen (»Denken Sie daran zurück, wie Sie als Kind sorglos am Strand gespielt haben!«).

Distanz und Umdeutung

Zwei Arten von Eingebungen fördern die Entspannung besonders: die Indifferenztechnik und das Umdeuten. Bei der ersten versucht man, sich von bedrückenden Sorgen (Beziehungsstress, beruflicher Druck etc.) möglichst zu distanzieren, und lässt sie für die Dauer der Hypnose nicht an sich heran. Umdeuten heißt, Stress auslösende Situationen und die eigenen Reaktionen darauf als positiv, nützlich und genau richtig aufzufassen. Zum Beispiel: Sich einmal nicht darüber schwarzärgern, dass der Bäcker nebenan in aller Frühe die Teigmaschine anwirft – sondern sich zur Abwechslung darauf konzentrieren, wie gut es ist, dass es auch morgen wieder frische Brötchen gibt.

Alternativen durchspielen

Hypnose ist ein Probehandeln auf Zeit, in dem sich neue Denk- und Verhaltensweisen durchspielen und kreative Lösungen finden lassen. Die allmähliche Rückführung in

SPRUCHREIF

Zwei Gruppen von Menschen sollte man auf keinen Fall hypnotisieren: solche, die es unbedingt, und solche, die es auf keinen Fall wollen.

J. H. Schultz, Erfinder des → Autogenen Training (S. 90)

den normalen Bewusstseinszustand dient dazu, den Realitätsbezug des eigenen Empfindens, welcher in der Trance teilweise verloren geht, wieder herzustellen. Wenn bei einer Hypnose Probleme auftreten, dann meist durch zu schnelle, unkontrollierte Rücknahme. Deshalb sollte der Therapeut die Trance nie per Fingerschnipsen, sondern nach und nach aufheben. Auch eine Nachbesprechung gehört dazu, in der man sich davon überzeugt, dass wieder alles im Lot ist.

Zwischenbilanz

Eine Hypnosesitzung von 50 Minuten ist für 80 bis 150 Euro zu haben. Die Krankenkassen übernehmen die Kosten leider immer noch selten. Mit einer Hypnose allein ist es so gut wie nie getan. Stellt sich nach etwa fünf Sitzungen kein Entspannungseffekt ein, besprechen Sie mit dem Hypnotiseur mögliche Schwierigkeiten. Für spezielle Verhaltensänderungen, etwa zur Raucherentwöhnung oder Gewichtsabnahme, braucht man oft länger.

Erforscht & Bewiesen

Knock-out per Trance

Hypnoseforscher der Uni Genf redeten Versuchspersonen unter Trance erfolgreich ein, ihr linker Arm sei bleischwer. Im Gehirn der zeitweilig Gelähmten regte sich eine Region im hinteren Scheitelbereich. Sie schaltete die Bewegungsfähigkeit offenbar aktiv aus – die grauen Zellen lähmten den Körper!

Hypnose

ACHTUNG
Mancher fühlt sich während oder nach einer Hypnose von sich selbst entfremdet, andere sind mit dem Ergebnis unzufrieden und suchen den Fehler bei sich. Nicht selten sind überzogene Erwartungen das Problem. Doch Hypnose ist keine Wunderheilung und ein Hypnotiseur kein Magier. Psychisch labilen Menschen ist von der Methode abzuraten.

SOS

Hypnose beim Zahnarzt
Neben der Schmerzbehandlung ist das Lindern von Ängsten ein bevorzugtes Einsatzfeld von Hypnose. Beim Zahnarzt geht es oft um beides! Durch Entspannungshypnose wird Bohrer- und Plombenphobikern der Gang in die Praxis überhaupt erst möglich. Dort angekommen hilft sie erwiesenermaßen Beschwerden zu lindern und beschleunigt manchmal sogar die Heilung.

GEEIGNET FÜR

... Experimentierfreunde, die offen sind für Suggestionen und das »magische Etwas« der Hypnose.

Trotz vieler Studien sind bis heute keine Persönlichkeitsmerkmale belegt, die die Hypnotisierbarkeit eines Menschen sicher vorhersagen lassen. Probieren geht über studieren.

Der Ameisentest

Sie sind unsicher, ob die Methode zu Ihnen passt? Ein Test: Legen Sie sich flach auf den Rücken, schließen Sie die Augen und stellen Sie sich vor, wie eine Ameise über Ihre Hand läuft, von der Spitze des Mittelfingers zum Handgelenk und weiter den Arm hinauf. Spüren Sie das Kribbeln? Können Sie es in jedem Moment genau lokalisieren? Glückwunsch, Sie sind offenbar ein Naturtalent.

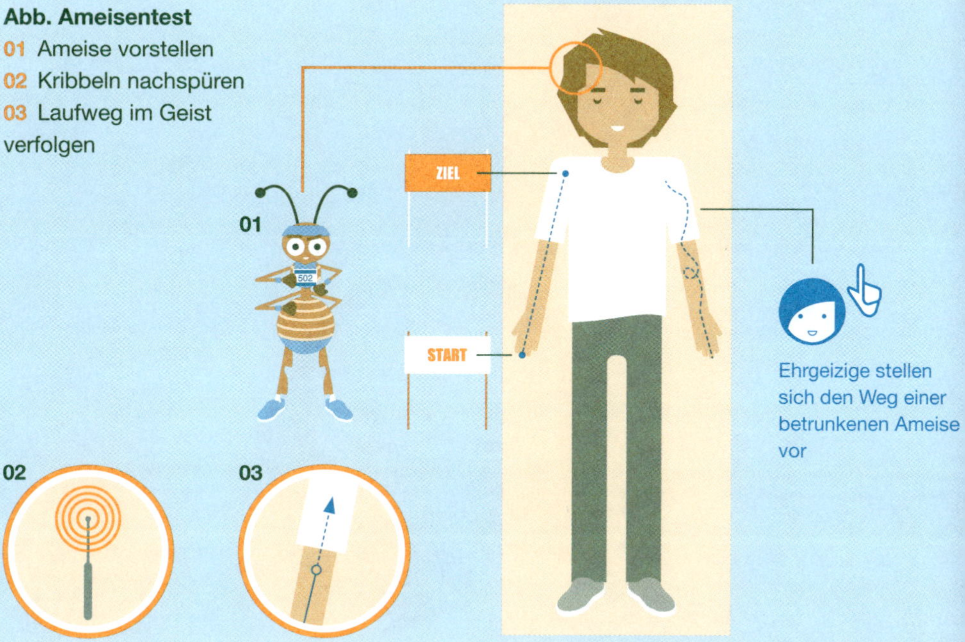

Abb. Ameisentest
01 Ameise vorstellen
02 Kribbeln nachspüren
03 Laufweg im Geist verfolgen

Info *extra*

- Praktischer Leitfaden ➔ Dirk Revenstorf, Reinhold Zeyer: *Hypnose lernen* (Carl Auer, 2008)
- Geschichtlicher Überblick und Tipps ➔ Gerhard Schütz: *Hypnose in der Praxis* (Junfermann, 2009)
- Milton-Erickson-Gesellschaft für Klinische Hypnose ➔ www.meg-hypnose.de
- Deutsche Gesellschaft für Hypnose und Hypnotherapie ➔ www.dgh-hypnose.de
- Deutsche Gesellschaft für Zahnärztliche Hypnose ➔ www.dgzh.de

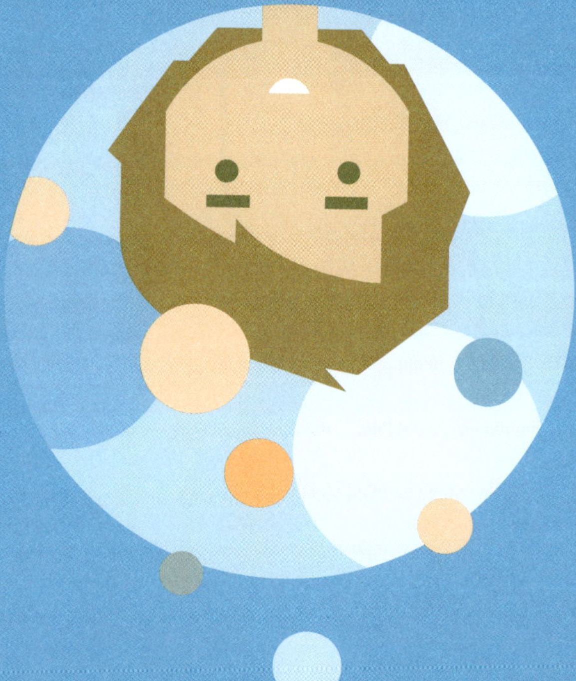

12 Imagination

Mentale Aufbaukur mit der Kraft der inneren Bilder
➜ *löst Denkblockaden*
➜ *fördert Kreativität und Selbstvertrauen*

● ● ● ● ● (3,2,1)

SPONTANEITÄTSFAKTOR
extrem hoch, denn die Gedanken sind frei

○ ○ ○ ○ ●

EQUIPMENT
alles, was es braucht, ist etwas Einfallsreichtum

○ ○ ○ ○ ● (€)

KOSTEN
quasi geschenkt

○ ● ● ● ●

IMAGE
Mentalakrobaten sind cool, aber schwer zu erkennen

12

Imagination

GESAGT

Gelassen bleiben, Ruhe tanken. Klingt einfach, ist aber verdammt schwierig. Wieso eigentlich? Weil wir nicht daran denken! Weil uns anderes, vermeintlich Wichtigeres im Kopf herumgeistert. Vor lauter Vergangenheitsbewältigung und Zukunftsplänen entwischt uns das Hier und Jetzt. Wer Stress und Hektik den Kampf ansagen will, sollte sich auf den Moment einstimmen. Denn entspannen kann man weder gestern noch morgen, sondern nur heute.

Stress bekämpfen, wo er entsteht

Wer ärgert sich nicht über das falsche Wort zur falschen Zeit oder eine verpasste Gelegenheit? Wem wird nicht mulmig bei dem Gedanken an all die aufgeschobenen Erledigungen oder die Altersvorsorge? Alltagsnöte haben eines gemeinsam: Sie sind nicht objektiv, sondern entspringen unserer subjektiven Bewertung. Anders gesagt, sie entstehen im Kopf. Stress entsteht im Kopf! Folglich kann man ihn dort wirksam bekämpfen – indem man lernt, die eigenen Gedanken zu lenken. Die Mentaltechnik der Imagination hilft dabei.

Den Autopilot austricksen

Stellen Sie sich Ihre innere Stresszentrale einmal wie ein großes, blinkendes Cockpit vor. Viele bunte Armaturen leuchten da, es gibt jede Menge unbekannter Knöpfe, Schalter und Hebel. Normalerweise läuft alles per Autopilot, nach erlernten Mustern, die uns kaum bewusst sind. Steht der Chef in der Tür, heult die Sirene: »O Gott, was will der schon wieder?« Nähert sich der Feierabend, flackert das Lämpchen: »Das muss ich unbedingt noch fertig kriegen!« Und so weiter und so fort. Per Imagination lässt sich dieses Cockpit bewusster steuern. Machen Sie den Anti-Stress-Pilotenschein!

Gefühle und Assoziationen nutzen

Als Sie sich eben die Armaturen vorgestellt haben, hatten Sie ein Bild im Kopf. Das wurde von Emotionen begleitet. Vielleicht kamen Sie sich machtlos vor angesichts der vielen unbekannten Knöpfe. Oder Sie fühlten sich an Ihren Kindheitstraum erinnert, Stewardess oder Pilot zu werden. Oder Sie dachten an die nächsten Sommerferien, wenn es wieder mit dem Flieger gen Süden geht. Das haben innere Bilder so an sich: Sie lassen uns selten kalt, sondern wecken Gefühle und Assoziationen. Die können wir zur Entspannung nutzen.

Uraltes Gedanken-Tuning

Die Methode der Imagination entstand irgendwann im Lauf der Beschäftigung des Menschen mit der Kraft seiner inneren Bilder. Schon die Mönche des Zen-Buddhismus praktizierten vergleichbare Übungen. Imagination ist Teil vieler Meditationstechniken. Die hier vorgestellten Übungen zum Gedanken-Tuning sind den Bedürfnissen des heutigen Menschen angepasst. Sie kommen auch in der Behandlung von Burn-out und psychosomatischen Beschwerden zum Einsatz und lassen sich leicht in den Alltag integrieren.

TIPP

Typischer Fall von hausgemachtem Stress: das Klar-aber-Dilemma. »Klar will ich zum Sportkurs, Freunde treffen, ins Theater, zur Chorprobe und so weiter ... aber wenn mein Terminplaner überquillt, krieg ich die Krise!« Was tun? Schließen Sie die Augen und stellen Sie sich Ihren Kalender als ein großes Stück Obstkuchen vor, mit vielen saftigen Himbeeren. Stecken Sie sich eine in den Mund. Schmecken Sie die Süße? Dann tragen Sie eine weitere Verabredung ein – mit sich selbst!

✔ GETAN

Beginnen Sie Ihr Mental-Workout damit, sich über Ist und Soll klar zu werden. Wo stehen Sie heute, und wo möchten Sie einmal hin? In Sachen Entspannung heißt das: Wann geraten Sie in Stress? Was geht Ihnen in diesen Momenten durch den Kopf? Warum reagieren Sie so und nicht anders? Wann würden Sie lieber cool bleiben?

Komischerweise wissen wir oft nicht so genau, was uns im Alltag umtreibt. Der Autopilot dirigiert uns durchs Leben, und solange nichts völlig Unerwartetes passiert, bewegen wir uns in einer diffusen Gedanken- und Stimmungswolke, die auch das körperliche Empfinden beeinflusst.

»Liebes Tagebuch«

Sind Ist und Soll klar, folgt der zweite Schritt: Führen Sie ein Gedankentagebuch! Notieren Sie vor dem Zubettgehen zehn Minuten lang alles, was Ihnen zu diesem Tag in den Sinn kommt. Worüber haben Sie sich gefreut, was hat Sie geärgert oder traurig gemacht? Wann waren Sie gestresst und warum? Versetzen Sie sich möglichst genau in diesen Moment zurück und versuchen Sie, ihn neutral zu beschreiben. Also nicht: »Idiotisch von mir, so aufbrausend zu reagieren, das passiert mir ständig.« Sondern: »Als der Kollege mit der dringenden Anfrage kam, fuhr ich ihn an, weil ich mich überfordert fühlte.« Nach einer oder zwei Wochen sollten Ihnen einige typische Muster aufgefallen sein. Glauben Sie bloß nicht, Sie seien davor gefeit! Jeder hat welche.

Denkfallen erkennen

Es gibt ein paar sehr verbreitete Denkfallen, die Stress auslösen: Schwarz-weiß-Malerei, diffuse Gemeinplätze und der Irrglaube, »das muss so sein«. »Keiner will etwas mit mir zu tun haben«, »Ein echter Mann schafft alles«, »Eine gute Mutter ist immer für ihr Kind da« – so klingen Sprüche, mit denen man sich selbst in den Burn-out treibt. An Verabsolutierungen wie »alles«, »immer«, »jeder« sind überzogene Ansprüche zu erkennen. Gerne denken wir auch in Schablonen und Floskeln. Und dann knirscht es oft deshalb, weil wir nicht sorgsam genug kommunizieren: Vorwürfe wie »Du wolltest doch …« oder »Aber du hast versprochen …« meinen häufig nicht die Sache, sondern sollen den anderen treffen. Werden solche sprachlichen Muster zur Gewohnheit, verschärfen sie Konflikte.

Abb. Alte Muster aufbrechen

01 herausfinden, was stresst
02 Gedankentagebuch führen
03 eigene Denkfallen erkennen
04 Fantasie und geistige Flexibilität pflegen

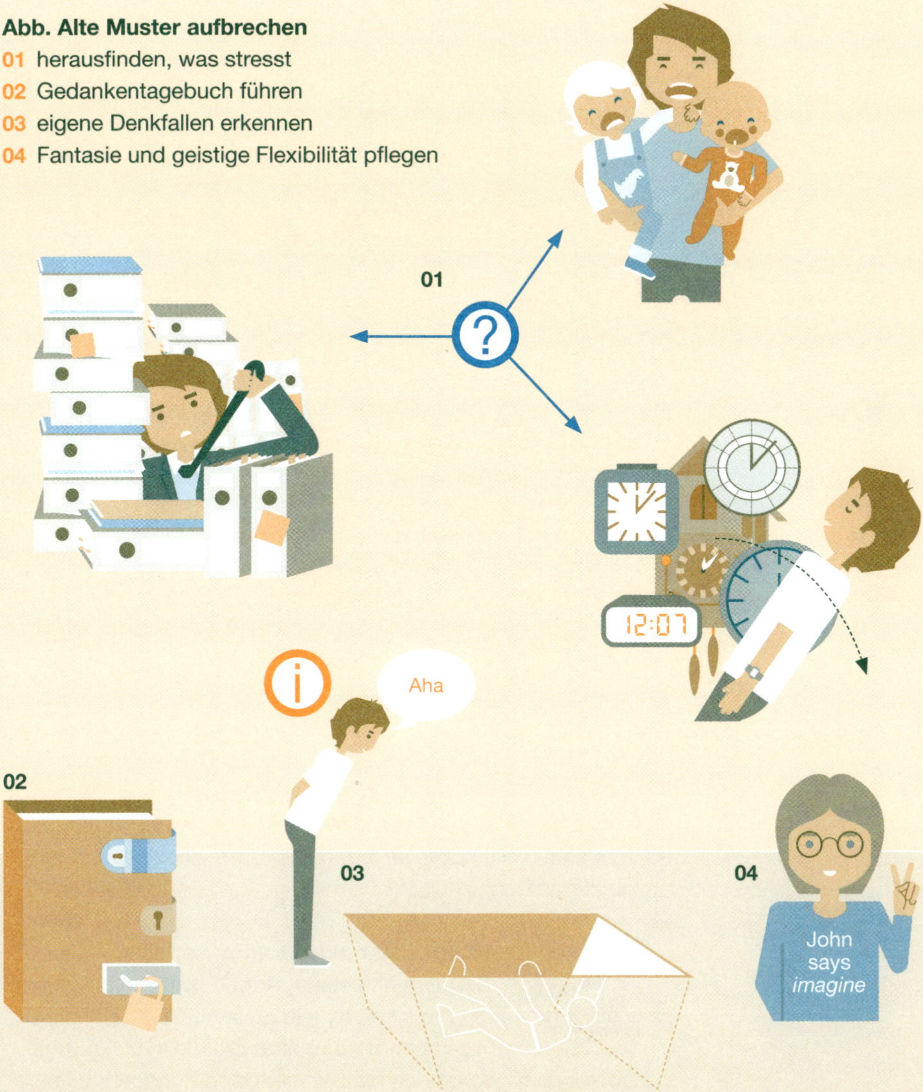

Imaginationstechniken helfen, aus der Gedankenmühle herauszutreten. Damit ist meist schon ein großer Schritt zu mehr Gelassenheit getan.

12 | # Imagination

Mentalgymnastik

Um alte, ungünstige Denkgewohnheiten zu erkennen und zu überwinden, ist eine Aufbauphase mit geistiger Lockerungsgymnastik nötig. Hier einige Übungen zum Warm-up:

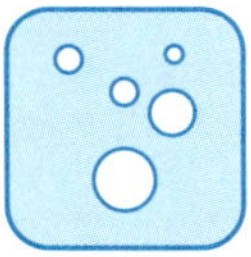

01. Zehn Minuten an gar nichts denken

An absolut nichts denken zu können, ist eine hohe Kunst. Für einen Hauch Nirwana müssen meditierende Mönche jahrelang hart arbeiten. Fangen Sie klein an: Lassen Sie Ihre Gedanken treiben. Halten Sie es aus, diese kostbaren Minuten Lebenszeit einfach so vergehen zu lassen. Widerstehen Sie der Verlockung, schon daran zu denken, was Sie nach der Übung tun werden.

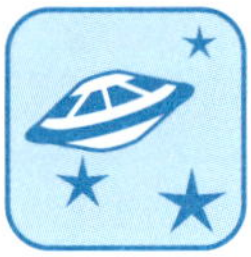

02. Fantasiereisen unternehmen

Schließen Sie die Augen und wandern Sie in Gedanken durch die Wohnung. Aus dem Wohnzimmer vorbei an Bad und Küche ins Schlaf- oder Arbeitszimmer. Nehmen Sie dort einen beliebigen Gegenstand in die Hand und vergegenwärtigen ihn sich möglichst genau vor dem inneren Auge. Legen Sie ihn dann wieder an seinen Platz und kehren Sie durch den Flur zurück an den Ausgangspunkt. Vor dem Garderobenspiegel bleiben Sie stehen. Sie blicken in Ihr eigenes Spiegelbild. Was sehen Sie? Dies erfordert vor allem eins: viel Vorstellungskraft!

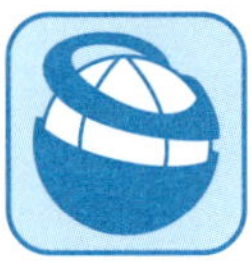

03. Im Geist eine Orange schälen

Bequem hinsetzen, Augen schließen. Stellen Sie sich vor, wie Sie eine Orange in die Hand nehmen. Spüren Sie die kühle, porige Oberfläche, riechen Sie die Schale. Dann dringen Sie im Geist mit dem Daumennagel in die Schale ein. Sie spüren, wie der Saft über die Finger läuft. Es spritzt beim Abziehen der Schale. Orangenduft erfüllt den Raum. Solche komplexen Handlungen vor dem inneren Auge ablaufen zu lassen, erfordert mehr Konzentration als das Imaginieren bloßer Bilder. Versuchen Sie es alle paar Tage, mit der Zeit wird es immer leichter. Natürlich dürfen Sie die Orange auch mit bloßer Hand zerquetschen.

04. Wunschbilder aktivieren
Sich selbst auf einer blühenden Sommerwiese liegen sehen, mit einem Grashalm im Mundwinkel, über Ihnen der weite blaue Himmel mit ein paar verstreuten Schäfchenwolken. (Alternativ für Leute mit Heuschnupfen: Sie liegen am Strand, die milde Abendsonne auf der Haut und den Geschmack der salzigen Meeresbrise auf der Zunge.) An diesen Sehnsuchtsorten passiert nichts, Sie sind einfach nur da und genießen den Augenblick mit allen Sinnen – viel Spaß!

Dem Feind ins Auge sehen

Durch diese Vorübungen mit der nötigen Munition bewaffnet, müssen wir nun dem Feind ins Auge sehen: den eigenen Stressquellen. Probleme im zwischenmenschlichen Bereich, ob mit dem Partner, mit Freunden oder Kollegen, belasten oft besonders schwer. Auch hier hilft Imagination, etwa so: Stellen Sie sich den betreffenden Menschen so lebendig wie möglich vor. Seine ganze Gestalt steht vor Ihnen. Betrachten Sie sie ganz genau, vom Scheitel bis zur Sohle. Jetzt dreht sich der Betreffende in Ihrer Vorstellung um und wendet Ihnen den Rücken zu. Sie treten einen Schritt vor, als wollten Sie in ihn hineinsteigen. Stellen Sie sich vor, Sie würden die Welt mit seinen Augen sehen. Wiederholen Sie dann die letzte kritische Bemerkung, die ihm gegolten hat. Wie klingt das in »Ihren« Ohren?

SOS

Relax-Bilder für den Notfall
Es gibt so viel zu tun, ich weiß mal wieder nicht, wo ich anfangen soll… Jetzt ist es höchste Zeit, die Notbremse zu ziehen! Nehmen Sie sich fünf Minuten Zeit. Schließen Sie die Augen und stellen Sie sich vor, Sie blickten auf den Ozean. Das Meer breitet sich spiegelglatt und schier unendlich weit vor Ihnen aus. Es besteht nicht aus Wasser, sondern aus Zeit. So weit das Auge reicht, nichts als Zeit. Das hilft, das Zeitempfinden auszudehnen. Weitere Gelassenheitsverstärker:

01. der Moment Ihres größten persönlichen Triumpfs, zum Beispiel nach einer bestandenen Prüfung. Kosten Sie ihn noch einmal so richtig aus!

02. das faule Sofatrio vom Sonntagnachmittag: Sie, Ihre Katze und ein gutes Buch

03. eine Schale frisch gepflückter, saftiger Erdbeeren

Einsam im voll besetzten Bus

Im Traum verarbeiten wir Ängste, indem wir teils absurde Szenarien und Geschichten durchspielen. Ähnlich können wir uns auch tagsüber mittels der Fantasie von Sorgen entlasten. Wenn Sie das nächste Mal auf den Bus warten, stellen Sie sich vor, Sie seien der einzige Mensch auf der Welt. Keine Passanten, keine Autos, nichts und niemand.

Konzentrieren Sie sich auf das Gefühl der völligen Einsamkeit – es wird Ihnen kaum mehr etwas ausmachen, sich im Bus eingezwängt zwischen all den anderen Pendlern wiederzufinden.

Selbstbestärkende Formulierungen

Ein weiteres Geschütz in Ihrem Anti-Stress-Bollwerk: Sätze, mit denen Sie sich selbst Mut und Selbstvertrauen zusprechen. Besser als Floskeln wie »Alles wird gut!« oder »Ich habe schon ganz anderes gemeistert!« wirken möglichst konkrete Mutmacher: Wenn die Verkäuferin vor sich hinknurrt, weil ich das rote Kleid nach zweistündiger Beratung doch nicht nehme, sage ich einfach: »Möchten Sie schuld sein, wenn ich meinen Traumtypen damit in die Flucht schlage?«

GEEIGNET FÜR

…alle, die Spaß an Mentalakrobatik haben und ihre geistige Flexibilität schulen wollen.

Zu hoch gesteckte Ziele, inneres Getriebensein, ungünstige Denkmuster zählen zu den Hauptursachen von Stress. Imaginationstechniken funktionieren am besten bei Menschen, die gern über sich und andere nachdenken. Und das oft viel zu viel.

Info *extra*

- Die Methoden der Profis ➜ Thomas Kirn: *Imagination in der Verhaltenstherapie* (Springer, 2009)
- Was dabei im Kopf passiert ➜ Gerald Hüther: *Die Macht der inneren Bilder* (Vandenhoeck & Ruprecht, 2006)

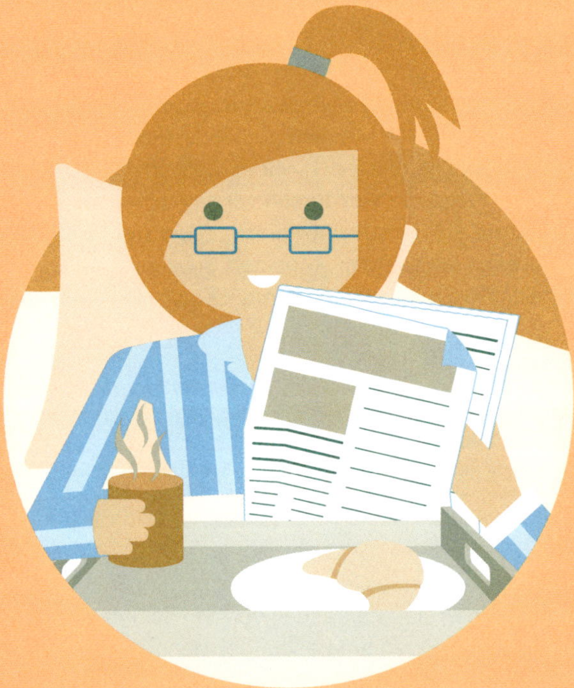

Das perfekte Wochenende

Geschafft! Das lästige Tagewerk ist vollbracht, Sie haben endlich Zeit für sich – und die vorgeführten Relax-Methoden. Fragt sich nur, wie man die am geschicktesten umsetzt. Dazu auf den folgenden Seiten noch einige Anregungen.

Das perfekte Wochenende

UND LOS!

Herzlichen Glückwunsch, Ihr Anti-Stress-Navigator ist jetzt auf dem neusten Stand. Und nun? Versuchen Sie nicht, alle vorgestellten Methoden der Reihe nach durchzuhecheln. Wählen Sie eine oder zwei aus, die Ihrem Typ sowie Ihrem Zeit- und Geldbudget entsprechen, und geben Sie sich einen Monat Zeit, sie auszuprobieren. Wichtig ist, dass Sie den Weg zu mehr Entspannung möglichst natürlich beschreiten. Knüpfen Sie deshalb bei dem an, was Sie ohnehin schon tun! So manche Alltagsrituale lassen sich mit einer Portion Relax-Know-how aufpeppen. Wie, das testen wir gleich mal ein ganzes Wochenende lang.

Denk an dich!

Die erste Grundregel lautet: Seien Sie egoistisch! Sie brauchen sich nicht von der Welt abschotten – sollten aber alles verschieben, was nicht unbedingt erledigt werden muss. Dieses Wochenende gehört Ihnen! Die zweite Regel: Sobald Ihnen etwas wohlige Ruhe beschert, keine Experimente mehr! Dann heißt es, am Ball bleiben.

Freitag

Wenn Sie berufstätig sind, beginnt Ihr Relax-Wochenende am Freitagnachmittag. Machen Sie etwas früher Schluss und nehmen Sie auf keinen Fall Arbeit mit nach Hause! Wählen Sie, wenn möglich, einen anderen Heimweg, zum Beispiel durch den Park oder mit Zwischenstopp in einer Cafébar. Diese Abweichung vom üblichen Huschhusch hat symbolischen Wert: Vor Ihnen liegen volle zwei Tage, in denen Sie sich etwas Gutes tun. Sie haben alle Zeit der Welt.

Ankommen, runterkommen

Zu Hause angekommen, schütteln Sie erst einmal den Alltag ab. Um den Kopf frei zu kriegen, bieten sich etwa ein halbes Stündchen Yoga (S. 52), lockeres Jogging (S. 29) oder eine andere, eher körperorientierte Methode wie die Progressive Muskelrelaxation (S. 66) an. Gehen Sie nach der Arbeit üblicherweise mit dem Hund raus? Dann hängen Sie einfach eine Extrarunde dran. Anschließend verschnaufen Sie etwas. Ein duftiges Entspannungsbad läutet wunderbar den Abend ein (S. 85).

Headbangen auf dem Sofa

Setzen Sie sich mit einer Tasse Tee (Kamille oder Roiboos besänftigen) oder einer heißen Schokolade aufs Sofa und lauschen einer Musik, die Sie lange nicht mehr gehört haben. Vielleicht weckt das alte Erinnerungen. Zum Lieblingssong durch die Wohnung pesen oder eine Runde Headbanging tun oft Wunder. Es sieht Sie ja keiner…

Top Five der Entspannungsmusik

01. Sade: *Best of* (2000) ➜ watteweiche Black-Soul-Grooves
02. Eric Satie: *Gymnopédies*, z. B. auf der CD *Satie: Klavierstücke* von Patrick Cohen (2003) ➜ Lockerungsgymnastik für die Ohren
03. Café del Mar: *Vol. 16* (2009) ➜ die neuste der berühmten Chill-out-Kompilationen
04. Ry Cooder, Ibrahim Ferrer u. a.: *Buena Vista Social Club* (1998) ➜ cooler Kuba-Klassiker, Soundtrack zum gleichnamigen Dokumentarfilm
05. AC DC: *Highway to Hell* (1979) ➜ für Alt- und Neu-Rocker

Das perfekte Wochenende

Kleine Relax-Apotheke

INFO EXTRA
Heilpflanzenführer
➜ Volker Fintelmann: *Kompendium Phytopharmaka* (Kirchheim, 2006)

Neben Glücksboten wie Schokolade, Koffein oder Vanilleeis mit heißen Kirschen gibt es einen reichen Schatz an Pflanzenwirkstoffen für jede Lebenslage. Hier die wichtigsten im Überblick:

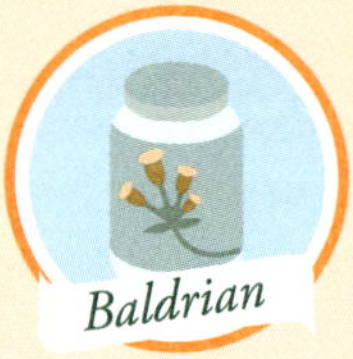

Baldrian (Valeriana)
➜ Klassisches Hausmittel gegen Nervosität und Schlaflosigkeit; in der Baldrianwurzel enthaltene Alkaloide mildern die Erregbarkeit der Nerven; wird als Tee (oft kombiniert mit Hopfen oder Melisse), als Tinktur oder in Tablettenform angeboten

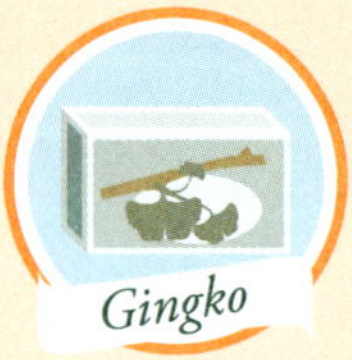

Gingko (Gingko biloba)
➜ Uralte Zierpflanze aus Ostasien, die holländische Händler nach Europa brachten; bereits in der Chinesischen Medizin zur Behandlung von Unruhe und nachlassender geistiger Frische empfohlen; bei Demenzpatienten Wirksamkeit nachgewiesen, für Gesunde zumindest vermutet

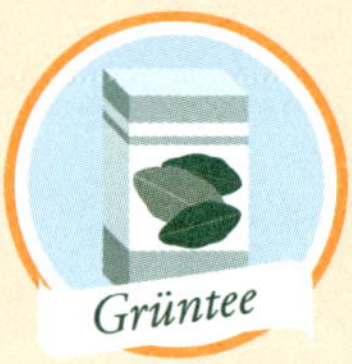

Grüntee
➜ Durch kurzzeitiges Erhitzen vor dem Fermentieren geschützter Tee; enthält unter anderem Polyphenole und zahlreiche Spurenelemente, die körperlich und geistig anregend wirken; kann allerdings

Kleine Relax-Apotheke

wegen hohen Gerbstoffanteils Magen und Darm reizen; am bekömmlichsten, wenn das Wasser bei Aufgießen des Tees noch nicht kocht, sondern circa 80 Grad heiß ist

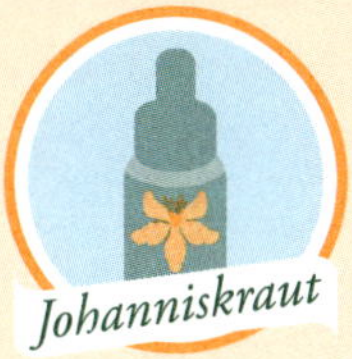

Johanniskraut (Hypericum perforatum)
➜ Blütenextrakte lindern leichte bis mittlere Depression und Niedergeschlagenheit, allerdings erst nach mehrwöchiger Anwendung; bei Überdosierung können Leberschäden auftreten, erhöht außerdem die Empfindlichkeit für UV-Strahlen

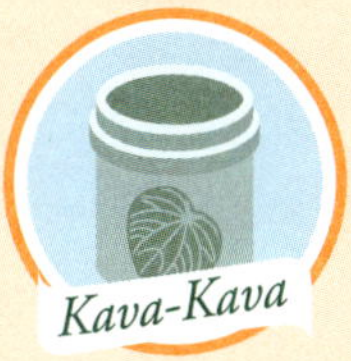

Kava-Kava (Piper methysticum)
➜ Westpazifisches Pfeffergewächs; aus Wurzeln und Rinde gewonnenes Pulver löst Ängste und Spannungen und reduziert die Schmerzempfindlichkeit; wegen vermeintlicher Fälle von Leberschädigungen in Deutschland derzeit nicht frei verkäuflich

ACHTUNG

Bei allen Pflanzenprodukten kommt es auf die richtige Herstellung und Dosierung an. In Supermärkten oder Drogerien erhältliche Pillen und Tees sind oft zu schwach dosiert oder falsch verarbeitet. In jedem Fall eine gute Idee: Fragen Sie Ihren Arzt oder Apotheker!

TIPP

Auszug zur inneren und äußeren Anwendung:

01. Handvoll Johanniskrautblüten (20 g) in einem Mörser zerstoßen
02. mit 200 ml Sesamöl in Einmachglas geben
03. 6 bis 8 Wochen an einen sonnigen Platz stellen
04. durch ein feines Sieb seihen

Das perfekte Wochenende

Samstag

Ausschlafen, in den Flauschbademantel hüllen und achtsam in den Tag starten (S. 127), indem Sie zum Beispiel intensiv auf den Geschmack der Zahnpasta achten. Alternativ für Frischluftfanatiker: Vor dem offenen Fenster den Sonnengruß zelebrieren (S. 56). Und was macht man den lieben langen Samstag? Klar, einkaufen! Ein paar Lebensmittel besorgen, den Brief zur Post bringen, bummeln, okay – nur keinen Shoppingstress! Schenken Sie sich lieber ein paar hübsche Blumen vom Markt. Danach bei einer Tasse Milchkaffee noch ein bisschen dem Treiben der Leute zusehen.

Gute Augenblicke kultivieren

Während man so dasitzt und scheinbar sinnlos vor sich hin starrt, tankt der Geist Ruhe. Sicher kennen Sie solche Momente. Es gibt Tausende von Möglichkeiten für den Entspannungsbreak zwischendurch. Der Nachmittagstee mit dem immer gleichen Keks? Mit Ringelsocken und Wärmflasche unter die Flauschdecke? Wie damals auf den alten Hochsitz klettern? Solche Momente zu kultivieren, ist Gold wert.

Sonntag

Wie wär's, wenn Sie Ihre beste Freundin oder Ihren besten Freund spontan zum Frühstück einladen? Oder zum Picknickausflug ins Grüne? Oder zum Brunch ins Szenelokal? (Zur Feier des Tages gibt's Sekt auf frischen Erdbeeren!) Falls Sie sich einen Korb holen – tragen Sie's mit Fassung! Passiert schon mal bei Spontaneinladungen. Kurzfristig umdisponieren zu können, zeigt nur, dass Sie geistig fit und flexibel sind (S. 143). Dann bleiben Sie eben im Schlabberdress und kaufen sich »Fitnessbrötchen« – diese Übung fördert eine gesunde Ganz-egal-Haltung.
Der Sonntag gehört Ihnen, tun Sie damit, was Sie wollen. Zwischendurch zwei Finger aufs Handgelenk legen und

den Puls fühlen. Schaffen Sie es, ihn allmählich zu verlangsamen? Das nennt man Körperkontrolle für Anfänger. Oder stellen Sie sich vor den Spiegel und ziehen Sie eine maximal dämliche Grimasse. Einfach so! Und wer immer noch nicht genug hat: Am Abend nach der Fußmassage mit Ihrem Lieblingsduftöl (S. 86) auf dem Sofa herumlümmeln und eine DVD schauen. Entspannen kann so einfach sein.

TIPP

Mach mal den Löwen! Diese Yoga-Übung ist ein großer Spaß: Augen und Mund aufreißen und die Zunge rausstrecken, so weit es geht. Und dann einmal ordentlich losbrüllen!

Top Five der Entspannungsfilme

01. *Manche mögen's heiß* (1959) ➜ rasant, zum Schreien komisch, einfach gut
02. *Vom Winde verweht* (1939) ➜ DIE Liebesschmonzette schlechthin
03. *Findet Nemo* (2003) ➜ tolles Animationskino
04. *Drei Hochzeiten und ein Todesfall* (1993) ➜ britischer Humor mit Herz
05. *Die fabelhafte Welt der Amélie* (2001) ➜ französisches Feel-Good-Movie

Gute Seiten, schlechte Seiten

Noch ein letzter Tipp: Niemand fängt in Sachen Entspannung bei Null an. Wir alle nehmen ganz intuitiv unsere kleinen Entspannungsauszeiten. Wer aufmerksam beobachtet, was ihm gut tut und was nicht, hat viel gewonnen. Relaxte Momente bewusst zu genießen hilft zudem, die guten Seiten des Stresses zu erkennen: Auf Anspannung folgt Entspannung, auf Arbeit Müßiggang, auf Regen Sonnenschein – und nur in diesem Wechsel liegt das Glück.

Abb. Was hilft wann? Eine Übersicht
Diese Tabelle zeigt, bei welchen Stresssymptomen welche Verfahren besonders sinnvoll sind.

SYMPTOM / VERFAHREN	Sport, Sauna, Massage	Biofeedback	Yoga und Fernöstliches	Muskelrelaxation	Akupunktur	Aromatherapie	Autogenes Training	Humor und Lachen	Floating	Achtsamkeit	Hypnose	Imagination
Kopfschmerzen/ Migräne		✓			✓		✓		✓		✓	✓
Muskelverspannungen	✓	✓	✓	✓		✓	✓	✓	✓			✓
Gelenkschmerzen/ Rheuma	✓			✓	✓				✓		✓	
Unruhe/Nervosität	✓	✓	✓	✓		✓	✓	✓	✓	✓		✓
Angst/ Niedergeschlagenheit	✓	✓	✓			✓	✓	✓	✓	✓	✓	✓
Magen-Darm-Probleme					✓		✓				✓	
Regelbeschwerden/ PMS				✓	✓	✓	✓		✓			
Unkonzentriertheit/ Vergesslichkeit	✓					✓				✓		✓
Bluthochdruck	✓	✓	✓						✓			
Schlafstörungen	✓	✓	✓	✓		✓	✓		✓	✓	✓	
Tinnitus		✓			✓		✓					
Verhalten ändern (Rauchen, Ernährung usw.)	✓						✓	✓		✓	✓	✓

REGISTER

Autor & Illustratorin

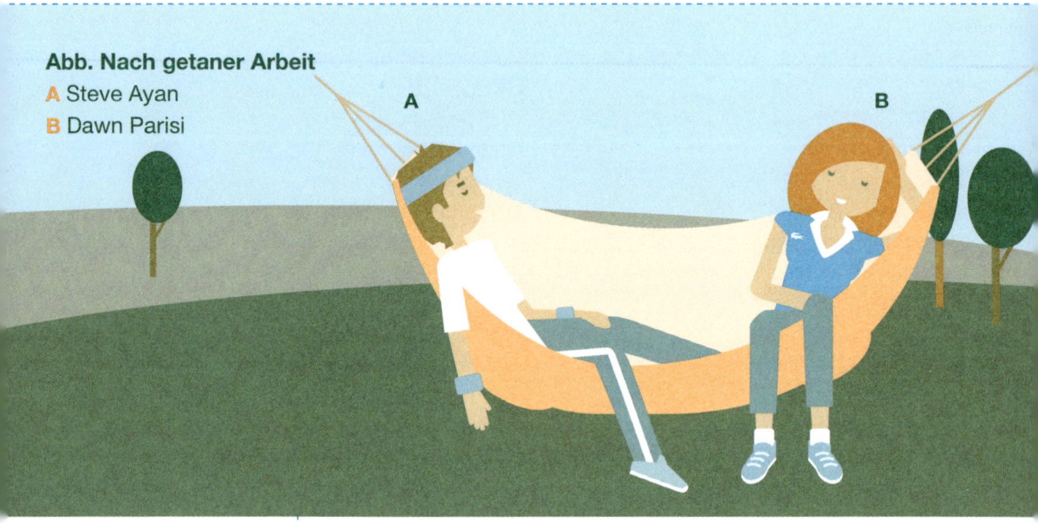

Abb. Nach getaner Arbeit
A Steve Ayan
B Dawn Parisi

Der Autor

Steve Ayan hat Psychologie studiert und arbeitet beim Wissenschaftsmagazin »Gehirn & Geist« in Heidelberg. Vom Entspannungstyp her eindeutig dickfellig, bevorzugt er privat körperlich anregende Methoden und joggt dem Stress am liebsten davon. Ist der zu schnell, stellt er sich vor, die Papierstapel auf seinem Schreibtisch seien aus Blätterteig. Hmmm, lecker!

Die Illustratorin

Dawn Parisi arbeitet als Illustratorin für Verlage und Designagenturen. Beim Bebildern von »Einfach entspannt« pendelte sie im Wesentlichen zwischen zwei Aggregatzuständen: *hyperaktiv* und *total entrückt*. Sie probierte es mit Meditation (»Besser als rumsitzen und nix tun«) und Yoga (»Stress ist schon okay, du«), schwört aber nach wie vor auf ihr Motto: Jeder sollte sich mindestens 30 Minuten am Tag auf sich selbst besinnen – und in dieser Zeit ein Nickerchen halten.